3D Printing and Accurate Puncture

3D 打印技术与精准穿刺学

北京大学放射肿瘤学临床规范系列

3D Printing and Accurate Puncture

3D 打印技术与精准穿刺学

主 编 王俊杰 柴树德 王若雨 张开贤

北京大学医学出版社

3D DAYIN JISHU YU JINGZHUN CHUANCIXUE

图书在版编目（CIP）数据

3D 打印技术与精准穿刺学 / 王俊杰等主编 .
—北京：北京大学医学出版社，2017. 8
ISBN 978-7-5659-1636-6

Ⅰ . ①3… Ⅱ . ①王… Ⅲ . ①立体印刷–印刷术–应用–肿瘤–穿刺术–诊断
Ⅳ. ①R730. 4

中国版本图书馆 CIP 数据核字（2017）第 165063 号

注　意

医学在不断进步。新的研究和临床经验正在不断拓展我们的知识，在治疗和用药方面做出某些改变也许是必需且适宜的。建议读者参考相关检查和操作的最新研究结果，并核对药品生产商所提供的最新信息，确认推荐计量、服务方法和时间，以及相关的禁忌证。决定患者服药剂量和最佳治疗方式并采取适当安全措施的责任在于实施治疗的医师，有赖于其个人经验和对各个患者的了解。对于因使用本书而引起的对人身或财产的任何损伤和（或）损失，出版商和著者不承担任何法律责任。

出版者

3D 打印技术与精准穿刺学

主　　编：王俊杰　柴树德　王若雨　张开贤
出版发行：北京大学医学出版社
地　　址：（100191）北京市海淀区学院路 38 号　北京大学医学部院内
电　　话：发行部 010-82802230；图书邮购 010-82802495
网　　址：http://www.pumpress.com.cn
E - mail：booksale@ bjmu. edu. cn
印　　刷：中煤（北京）印务有限公司
经　　销：新华书店
责任编辑：张凌凌　　责任校对：金彤文　　责任印制：李　啸
开　　本：710mm×1000mm　1/16　印张：9　字数：186 千字
版　　次：2017 年 8 月第 1 版　　2017 年 8 月第 1 次印刷
书　　号：ISBN 978-7-5659-1636-6
定　　价：65. 00 元
版权所有，违者必究
（凡属质量问题请与本社发行部联系退换）

主编简介

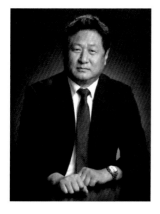

王俊杰，博士，教授，主任医师，博士研究生导师。现任北京大学第三医院肿瘤放疗科主任，北京大学国际医院放射治疗科主任，北京大学医学部放射肿瘤学系主任，北京大学医学部近距离放疗研究中心主任。兼任中华放射肿瘤专业委员会候任主任委员，中国医师学会粒子植入专家委员会执行主任委员，中国抗癌协会肿瘤微创治疗专业委员会副主任委员，中国老年肿瘤专业委员会微创分会主任委员，北京医学会放射肿瘤专业委员会主任委员，中华放射医学与防护专业委员会常委，《中华放射医学与防护杂志》副主编。

1995—1997 年王俊杰教授在美国加州大学旧金山分校做访问学者期间，接触到放射性^{125}I 粒子技术。2001 年回国后与泌尿外科、超声科合作完成我国首例经直肠超声引导放射性^{125}I 粒子植入治疗前列腺癌，开启了我国放射性粒子植入治疗的全新里程。2002 年王俊杰教授与放射科合作将 CT 技术全面引入粒子植入治疗领域，开展头颈部、胸部、腹部、盆腔、脊柱、四肢等部位复发和转移肿瘤的治疗，极大地丰富、创新和发展了粒子治疗的内涵和应用范围。2009 年首届国际放射性粒子治疗肿瘤学术大会在北京成功举办，全面展示了中国学者在粒子治疗领域的创新性研究成果。2012 年王俊杰教授团队与北京航空航天大学合作将术中治疗计划系统与 CT 模拟定位机成功实现对接，解决了粒子植入治疗术中剂量优化的技术难题；关于复发直肠癌放射性粒子植入治疗的研究结果连续 5 年被美国 NCCN 指南收录；2015 年研发出 3D 打印非共面和 3D 打印共面坐标模板，辅助 CT 引导全面提升了粒子植入治疗精度；2016 年成功研发出 3D 打印后装个体化施源器；2017 年又设计出穿刺与微创治疗多功能 3D 打印模板，使诊断和治疗一体化模式成为可能。

连续举办全国放射性粒子治疗肿瘤学术大会 16 届，粒子治疗学习班 9 届，3D 打印手术演示会 7 次，发表 SCI 论文 40 余篇。获国家自然科学基金 3 项，重大专项 1 项，首都重大专项和首都发展基金各 1 项，教育部博士点基金 1 项。主编《放射性粒子近距离治疗肿瘤》（第 1 版、第 2 版）、《放射性粒子近距离治疗前列腺癌》（第 1 版、第 2 版）、《放射性粒子治疗肿瘤临床应用规范》和《3D 打印技术与精准粒子植入治疗学》。获教育部科技创新二等奖、华夏医学创新三等奖、北京市医学会评选的百名优秀青年医师奖。多次应邀到美国、日本和韩国讲学。

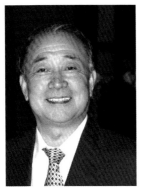

柴树德，教授，天津医科大学第二医院主任医师。发表专业论文近 40 篇。2005 年和 2015 年两次获得天津市科技进步二等奖，并被授予五一劳动奖章。主编《放射性粒子植入治疗胸部肿瘤》和《胸部肿瘤放射性粒子治疗学》。2011 年首次发表了"放射性粒子植入术中实时剂量优化"的开创性理论论文。2008−2016 年研制成功放射性粒子植入校准仪、新型植入器、单侧开环倾角数字显示定位导航系统、粒子植入手术专用骨钻、粒子植入计划治疗系统（TPS）和 3D 打印共面植入模板、肺微小结节活检穿刺模板及 3D 打印非共面粒子植入模板。

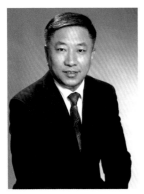

王若雨，二级教授，硕士生导师，享受国务院政府专家特殊津贴。现任大连大学附属中山医院副院长。兼任中华医学会放射肿瘤学分会常委，辽宁省医学会放射肿瘤学分会候任主任委员，中国抗癌协会微创介入分会放射粒子专业组副主任委员。从 2000 年开始，王若雨教授团队先后开展了脑肿瘤、肺癌、胰腺癌和浅表淋巴结转移癌的放射性粒子穿刺治疗，成为国内最早开展此项新技术的单位之一。2009 年在辽宁省率先利用超声、CT、DSA 引导开展肿瘤穿刺[125]I 粒子植入术，进一步开展头颈部、胸部、腹部、盆腔和四肢等多部位的穿刺植入技术。2016 年引进美国最新的前列腺癌超声引导穿刺支架和国内自主研发的数字化 3D 打印模板支架系统，率先在辽宁省开展了前列腺癌和全身实体肿瘤精准穿刺新技术。

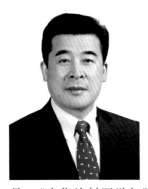

张开贤，主任医师，济宁医学院教授，山东滕州市中心人民医院肿瘤科主任，枣庄市有突出贡献的中青年专家。兼任中国抗癌协会肿瘤微创治疗专业委员会青年委员会副主任委员，中国抗癌协会肿瘤微创治疗专业委员会粒子治疗分会常委兼副秘书长，中国抗癌协会肿瘤微创治疗专业委员会肺癌微创综合治疗分会常委，山东省医学会放疗分会副主任委员，山东省医师协会肿瘤放疗医师分会副主任委员，山东省医师协会肿瘤介入医师分会副主任委员，枣庄市医学会肿瘤专业委员会主任委员，《中华放射医学与防护杂志》审稿专家。擅长影像引导下的肿瘤微创治疗。2004 年以来先后开展了放射性粒子植入术、管腔粒子支架置入术、微波消融术、经皮椎体成形术、微波消融联合骨水泥成形术及模板引导肺小微结节穿刺活检术等多项微创诊疗技术。牵头山东省多中心研究课题 1 项，发表学术论文 20 余篇，SCI 收录 5 篇，获枣庄市科技进步奖 5 项。

编者名单

（按姓名汉语拼音排序）

曹　强　天津医科大学第二医院
柴树德　天津医科大学第二医院
付启忠　大连大学附属中山医院
郭福新　北京大学第三医院
胡效坤　青岛大学附属医院
霍　彬　天津医科大学第二医院
霍小东　天津医科大学第二医院
吉　喆　北京大学第三医院
姜　亮　北京大学第三医院
姜玉良　北京大学第三医院
吕光耀　大连大学附属中山医院
吕金爽　天津医科大学第二医院
牛洪欣　山东省医学科学院附属医院
彭　冉　北京大学第三医院
王　磊　天津医科大学第二医院
王　喆　大连大学附属中山医院
王俊杰　北京大学第三医院
王若雨　大连大学附属中山医院
徐　飞　北京大学第三医院
杨福俊　威海市立医院
张开贤　滕州市中心人民医院
郑广钧　天津医科大学第二医院
庄洪卿　北京大学第三医院

序

近年来，肿瘤治疗学技术飞速发展，靶向治疗、精准医学和免疫学取得长足进步，放射治疗在恶性肿瘤治疗中的地位明显提高。许多早期癌症通过放疗可以根治，中晚期癌症放疗可提高局部控制率，或延长生存期，提高生存率。总之，精准放疗的疗效令人鼓舞。

放射治疗外照射技术的进步，使放疗从 2D 时代进入 4D 时代，影像引导下的放射治疗精确到射线跟踪肿瘤靶区，消灭分次间误差及分次内误差。单次大剂量不仅可使癌细胞 DNA 双链断裂，更可引起癌组织的血管内皮损伤，加速癌细胞致死。放射线高剂量使癌细胞死亡后产生抗原效应，患者机体产生相应抗体，不仅消灭癌原发病灶，甚至可能消灭全身发生的远位转移病灶，产生非常明显的远位效应。

放射治疗外照射技术目前达到的水平，近距离治疗的放射性粒子内照射技术也都可以达到。

放射性粒子植入治疗恶性肿瘤，在我国应用已有近 20 年的历史。但真正研究与推广，有 15 年左右。王俊杰教授和他的团队，始终勤奋钻研，勇于实践，借助外照射的理念，采用 3D 模板技术进行治疗计划设计，并应用于粒子植入治疗中，达到了与外照射可以媲美的非等中心、非共面的 3D 水平。利用近乎完美、极为精巧的穿刺技术，达到了 4D 剂量分布要求与水平。

王俊杰教授在总结 3D 模板基础上，成功研发出 3D 打印共面、坐标系和象限分隔模板，利用 3D 模板术前设计进针路径，实现精准穿刺，使临床肿瘤早期诊断成为可能。目前初步临床研究发现，3mm 的肿瘤即可以通过模板引导实现精准穿刺技术，为病理分析、分子诊断，以及临床治疗提供坚实的理论基础。

这项技术的进展及成绩，令人惊叹。在 2016 年国际近距离治疗大会上，国际近距离治疗专家和美国近距离治疗学会的专家，对中国专家 3D 打印和穿刺技术的成就非常赞赏，认为王俊杰教授等的创新是中国放疗专家在国际放射性粒子植入技术上的一个重要贡献。

　　3D 打印模板和精准穿刺是科学技术与艺术实践的完美结合。十余年来，我们目睹了王俊杰教授在这个领域的奉献，十分钦佩王教授和他的团队兢兢业业的刻苦钻研精神，目前的成就是点滴进步的积累。这本专著是王教授和他的战友的心血结晶，他们愿意与大家分享这些成果，祝愿他们继续努力，获得更大成绩。

申文江
北京大学医学部放射肿瘤学系 终身名誉教授
2017 年 3 月 16 日于北京

前　言

随着我国人口老龄化、城市工业化进程加速，肿瘤发病率也呈逐年上升趋势。如何做到早期诊断、早期治疗，仍是提高肿瘤治愈的关键。

影像诊断技术进步和发展迅速，螺旋断层 CT 扫描技术出现，细针穿刺技术的出现，使肿瘤早期活检穿刺进入毫米级时代，小结节、微结节均可以实现早发现，早诊断，为早期治疗提供充分时间和空间。

如何在肿瘤早期获得病理学、组织学诊断，进而指导治疗仍是临床治疗的难题。既往临床穿刺活检大多采用徒手穿刺技术，偏重依赖医生个人经验，在患者皮肤表面选定穿刺进针点进行穿刺，缺乏统一的标准和规范。由于受个人技术水平限制，加上患者体位变化和器官运动的影响，穿刺命中率大大降低。为了提高穿刺命中率、缩短穿刺时间和减少患者痛苦，从 2014 年起我们课题组开始尝试模板引导穿刺技术，通过对患者进行术前准备，体位固定，设计穿刺路径，结合固定架和模板引导技术，显著提高了穿刺精度，节省了穿刺时间，降低了技术复杂性，同时也大大减轻了患者的痛苦，提高了肿瘤的检出率，为后续治疗争取了更多时间，挽救了大量患者，深受广大患者和临床医生欢迎。

鉴于我们课题组及 10 余家医院积累的上千例临床经验，我们认为非常有必要进行系统总结，制订行业规范，以便普及推广，让更多患者受益。编撰此书过程中，难免挂一漏万，敬请广大临床同仁批评指正。我们将继续积累临床经验，开展多中心临床研究，收集循证医学证据，以期在未来再版时进行完善和补充，逐渐形成中国穿刺的共识或指南。

王俊杰

2017 年于北京

目　录

第一章 CT引导穿刺活检技术概述

恶性肿瘤是严重威胁人类健康和生命的疾病。近年来随着人口老龄化社会进程加速，发病率呈逐年上升趋势。2016年美国新发恶性肿瘤病例1 685 210人，595 690人因为癌症而死亡[1]。肿瘤早期发现、早期诊断、早期治疗对预后具有十分重要的意义。随着各种检查手段及方法的不断改进和提高，影像学诊断正确率已大幅提高，但仍有很大一部分肿瘤不具备典型的影像学特征，诊断十分困难。肿瘤正确诊断需要临床、影像和病理三者结合。其中，病理学诊断对治疗方案的提出和选择具有十分重要的作用，而穿刺活检是获取病理标本的主要途径。

伴随近代肿瘤分子靶向治疗研究的进展，肿瘤微创、器官保留新理念的提出，穿刺技术已是临床不可或缺的肿瘤诊断和治疗技术。

第一节 穿刺活检技术简介

一、穿刺活检特点

穿刺活检（needling biopsy）又称针刺活检（puncture biopsy），优点是操作简便，局部麻醉下进行，对组织的损伤小，出血少，因而较为安全。

二、穿刺活检发展历史

1880年Ehrich医生首次报道经皮肝穿刺活检术[2]，1940年Vim Silverman医生采用分叶针进行活检诊断肺癌[3]，1957年Menghini针问世，用于负压抽吸式活检[4]。但是由于受当时技术条件如放射学、病理学、穿刺器械等限制，这种方法并没有在临床上得到广泛普及和推广。1975年Hancke在胰腺癌检查中应用超声引导细针抽吸细胞学检查获得成功[5]，1977年Reinisch开展自动活检技术[6]，1982年美国Linegren医生设计了活检枪，1991年活检枪国产化，穿刺活检作为一项技术逐渐推广开来。

20世纪80年代CT、MRI、US等影像引导穿刺技术飞速发展，穿刺活检技术临床应用更加普及[7-9]。1980年北京协和医院首次报道200例穿刺活检的经验，结果证明影像引导下穿刺具有速度快、取材完整、损伤小、并发症少、成功率高、较容易操作等优点。

三、穿刺活检结果

2000 年 Saifuddin 报道用超声引导穿刺活检准确率高达 98.4%，如有必要也可多次穿刺；缺点是取材量较少，如经验不足或取材部位不当，未取得肿瘤组织，则难以得出准确的结论。国内报道，穿刺活检成功率为 77.5% ~ 97.0%（平均 80%）[10]。

四、穿刺活检设备

穿刺活检技术设备主要包括活检枪和活检针，还有其他一些辅助设备。

（一）穿刺活检枪

活检枪由壳体、针座弹射系统、非固定式针座制动器、射程可调装置、弹簧提拉环和侧壁式扳机六个部分组成。其特征为：针座制动器是前后针座整体制动器，可以适当移动而非固定，以便调距；射程可调装置包括射程调节旋钮及与其相连的螺旋杠杆、射程距离标尺；侧壁式扳机按钮位置靠近活检枪尾端的盒盖侧。活检针包括套管针和针心，其特征在于针心前端带有细孔。

由于控制系统为可调式，根据医生具体需要对活检标本长短进行选择，故应用范围较广，可"一枪多用"，降低费用和成本。具有操作方便、准确和高效的特点，能够提高活检标本质量，保证临床取材成功，减少患者的痛苦，有利于技术普及和推广。

根据临床应用需求，活检枪和穿刺针不断改进和升级。目前临床常用的穿刺活检枪有以下几种：

1. Biopince 活检枪　Biopince 活检枪的设计可以安全、快速取得组织样本，强大的动力、锋利的切割可减少对组织的挤压，为临床提供高质量组织标本。该枪应用广泛，当组织样本取出后活检装置又重新上膛，可进行下一次活检。

三种活检长度（13mm，23mm，33mm）可自由调节。

规格：16G、18G，见图 1-1。

特点：前端是三叉的结构，便于更好抓取组织，适用于较硬组织的活检。

缺点：激发前需要测量针尖到附近组织的距离，才能避免损失附近组织。

2. BARD Magnum 活检枪　由活检枪和活检针组成，特点：①BARD Magnum 活检枪是内置弹簧、可重复使用的活体组织块取出装置。它可选择性地取出长度为 22mm 和 15mm 的活体组织；②BARD Magnum 活检枪出售时未消毒，但已有合适的包装，可随时消毒。BARD Magnum 活检针已经过环氧乙烷消毒。在 BARD Magnum

活检枪上可使用日本 TSK 株式会社生产的与之配套的各种规格活检针，见图 1-2。

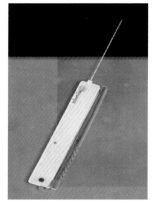
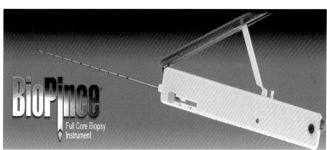

图 1-1　**Biopince 活检枪**

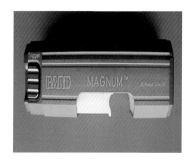
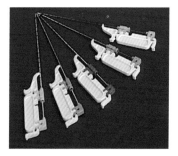
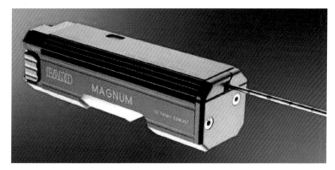

图 1-2　**BARD Magnum 活检枪**

规格：12G（仅用于乳腺活检）、14G（乳腺活检）、16G（肾活检）、18G（前列腺及肝活检）、20G（肺及甲状腺活检）。

缺点：巴德活检枪价格较贵，需和活检针一同使用，活检针前有长约 0.5cm 的无效区。

3. MaxCore 一次性活检枪（图 1-3）　特点：①活检枪的长度只有 12cm，小于其他任何一种重复使用的活检枪；②强有力的弹簧使发射速度更快，确保获取完美标本；③表面有突起的防滑设计，加之重量轻，易于稳定抓握，控制性能极佳。

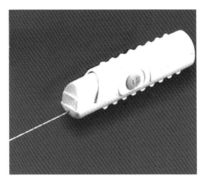

图 1-3　**MaxCore 一次性活检枪**

4. TSK 半自动活检枪　特点：①超声增强针头方便医生进针时精确定位；②活检槽的长度可调节（可选择 9.5mm 或 19mm），便于医生灵活使用。规格：14G、16G、18G、20G。见图 1-4。

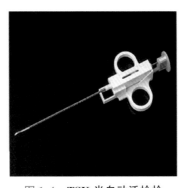

图 1-4　**TSK 半自动活检枪**

5. TSK 全自动活检枪　特点：设有安全开关：位置"Ⅱ"、位置"Ⅰ"、位置"L"，可以自由调节内针和外针向前伸出的长度。缺点：操作比较复杂，内针容易折断和弯曲。见图 1-5。

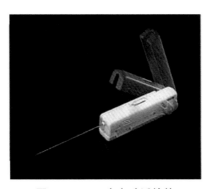

图 1-5　**TSK 全自动活检枪**

(二) 穿刺活检针

组织活检检、穿刺针规格多种多样，国内 6～20 号针，国际 23～14G 针，国内 0.6～2.0mm，国外 0.4～1.8mm。活检枪取材长度 15～22 mm[10]。

目前临床上常用的活检针有以下几种。

1. Precisa (普利塞 HS 活检针)　　适应证：肾、肝、肺、乳腺、甲状腺、前列腺、胰腺、睾丸、子宫、卵巢、体表等多种器官，可用于椎体肿瘤和不明种类肿瘤等的活组织取样、吸取细胞。优点：外针可拆卸，可注射止血剂等。

规格：12G、14G (乳腺活检)；16G (肾活检、肝活检)；18G (前列腺肝活检、肺活检察)；20G (肺活检、甲状腺细胞活检)。见图 1-6。

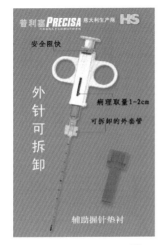 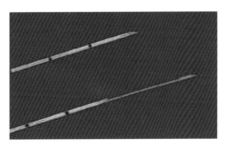

图 1-6　普利塞 HS 活检针

缺点：①针尖上有长约 0.5cm 的活检无效区，比较容易损伤附近的组织，不利于较小肿物的活检；②如果组织较硬，不容易切取，导致取不到病变组织。

2. Super-CoreTM 半自动活检针　规格：14G、16G、18G、20G，优点：针头采用回声增强技术，超声定位更准确。缺点：针尖有长约 0.5cm 的活检无效区，比较容易损伤附近的组织，不利于较小肿物的活检。见图 1-7。

3. Ultra-CoreTM 活检针　规格：14G、16G、18G、20G，优点：针头采用回声增强技术，超声定位更准确。缺点：针尖有长约 0.5cm 的活检无效区，比较容易损伤附近的组织，不利于较小肿物的活检。见图 1-8。

4. 软组织活检针　根据不同类型分为：①Chiba 千叶针，用于肝和其他组织抽吸活检；②Franseen 福星针，用于肺和其他组织抽吸活检；③MaxiCELL 细针，用于甲状腺、乳腺、肺组织活检。见图 1-9。

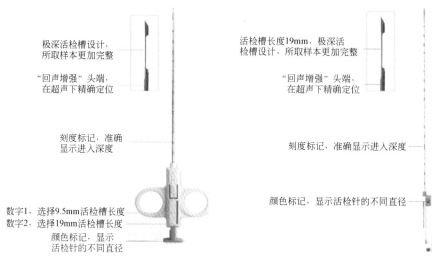

图 1-7　**Super-CoreTM 半自动活检针**　　图 1-8　**Ultra-CoreTM 活检针**

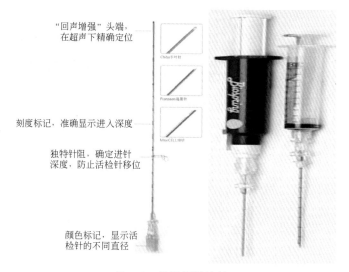

图 1-9　**软组织活检针**

原理：采用负压切割。特点：透明的套管针柄，更便于看到液体，独特的锁定结构，不同的针头适用不同组织的穿刺活检。缺点：如果组织较硬则不容易切割。

(三)　穿刺活检辅助设备

伴随 3D 打印技术出现，通过影像学计算机数字化处理，计算机术前设计，根据实际需要打印出个体化引导模板，个体化引导模板在放射性粒子植入治疗领域得到广泛应用[11-13]。在此基础上，北京大学第三医院王俊杰教授的团队又研发出了系列3D打印共面穿刺模板（3D-printing co-planar puncture template，3D-PCPT），经过大量临床试验，可以满足人体不同部位、不同解剖结构和不同组织器官穿刺与活检的需求，为穿刺活检提供个体化、精确化和安全高效的技术保证。3D-PCPT技术大大缩短了穿刺医生培养周期，解放了穿刺医生的生产力，显著提高了穿刺精度和效率，促进穿刺技术标准的建立和普及推广，对提高临床肿瘤早期诊断率将起到巨大推动作用。

第二节　穿刺活检技术进展

随着影像引导技术进步，穿刺应用范围越来越宽泛，准确性、安全性需求也越来越高。从部位上看，现有穿刺技术可以涵盖头颈部、胸部、腹部、盆腔、脊柱、四肢等全身多个部位。

影像引导技术包括超声、CT、MRI、PET-CT等[14-15]。这些影像引导技术确保穿刺位置精准、安全和高效，而且各有其特点与优势。与此同时，各种穿刺引导下肿瘤微创治疗技术也得到十分迅猛的发展，应用范围涉及射频消融、微波消融、冷冻消融、纳米刀、放射性粒子植入等，这些技术的核心共同点是皆基于穿刺基础上进行。

一、超声引导技术

超声引导下穿刺活检具有徒手、适时监视的特点，快速和便捷。主要适用于：①肝；②肾；③肾上腺；④前列腺；⑤胰腺等部位的穿刺。近来超声技术飞速进展，还有各种穿刺引导架与超声探头结合，大大提高了图像质量和清晰度。缺点是：①二维成像；②含气器官、骨结构干扰图像质量；③对于解剖位置较深的病变无法实施。

二、CT引导技术

CT引导技术具有图像清晰度高、分辨率高的优势，含气器官和骨结构干扰可以规避，是目前临床主流穿刺引导技术，可以涵盖人体各个部位疾病的穿刺活检，尤其是实体肿瘤的穿刺活检。

三、MRI引导技术

MRI引导技术是近年来出现的活检引导技术，具有适时、分辨率高的优势，尤其结合肿瘤诊断序列扫描后穿刺，大大提高了穿刺活检的阳性率。MRI 引导技术需要特殊的穿刺针、引导辅助装置，所以，造价十分昂贵，难以广泛普及推广。

四、PET-CT

PET-CT 目前已进入临床，在穿刺活检中也得到初步应用。

第三节　穿刺与肿瘤种植转移

穿刺肿瘤种植转移是指在肿瘤穿刺过程中，部分肿瘤细胞脱落到组织间隙或黏附于活检针针芯、针鞘内，在穿刺针退出过程中肿瘤细胞脱落在针道内，发生肿瘤种植转移，或者肿瘤细胞随着穿刺针道的出血，遗留于针道内，形成肿瘤种植转移。

理论上讲，穿刺针的粗细、经过正常组织的多少、肿瘤的血供状态、穿刺次数均可能影响肿瘤种植转移率。像外科手术切除或内镜手术一样，种植转移可发生在各种肿瘤和各个部位。临床实践中发现，穿刺肿瘤种植转移好发部位包括头颈部、肺、肝、胸腹壁、腹膜后等皮下组织。文献报道穿刺引起种植转移的发生率差别较大，一般在 0.02% ~ 1%[16]。针道种植转移预防措施：①严格掌握穿刺适应证，规范操作步骤；②应尽量避免穿刺针通过胸腔积液、腹水；③减少不必要的多针穿刺，减少穿刺次数；④穿刺后对针道进行热消融等[17]。

第四节　未来发展方向

伴随影像学技术进展，尤其是螺旋断层扫描技术出现、18F 代谢显像技术出现，小的肿瘤检出率越来越高，穿刺活检变得复杂、难度高，因此，不可避免需要借助计算机辅助技术建立标准化程序、标准化临床路径、穿刺模板导航系统，确保穿刺精准和高效，这是未来穿刺发展的必然趋势。

1. 多模态影像组学一体化　利用现代多种影像学技术的联合影像学引导，如超声与 CT 图像融合，CT 和 MRI 的图像融合，CT 和 PET-CT 的图像融合等，优化各种影像信息，精确目标穿刺靶点，使整个穿刺活检变成完整和统一的标准技术。

2. 导航模板系统数字化　随着计算机的应用，"导航设备数字一体化穿刺"成为必然。

3. 技术流程标准化　穿刺是一项临床操作技术，应该有完整的操作标准和流程，确保穿刺精准、安全和高效。穿刺前应全面了解患者基本情况和病情，明确穿刺适应证，排除穿刺禁忌证，术前充分准备和建立各种应急预案。术前患者体位训练，影像引导计划设计，穿刺路径规划，明确穿刺各种参数，实施穿刺，术后护理，随访等[17]。

4. 临床路径化标准　尽管有个体化的差异，但是，所有的穿刺应根据部位、器官、组织目的不同，分门别类进行路径优化，形成各自标准的临床路径[18]。

（胡效坤　徐　飞　王俊杰）

参 考 文 献

［1］Siegel RL, Miller KD, Jemal A. Cancer statistics, 2016. CA Cancer J Clin, 2016, 66（1）: 7-30.

［2］Lindgern PG, Hagberg H, Eriksson B, et al. Excision biopsy of the spleen by ultrasonic guidance. Br J Radiol, 1985, 58: 853.

［3］Yamaguchi KT, Strong MS, Shapshay SM, et al. Seeding of parotid carcinoma along Vim-Silverman needle tract. J Otolaryngol, 1979, 8（1）: 49-52.

［4］Menghini G. The needle biopsy of the liver, an effective technical progress. Sci Med Ital, 1957, 6（2）: 212-229.

［5］Hancke S, Holm HH, Koch F. Ultrasonically guided percutaneous fine needle biopsy of the pancreas. Surg Gynecol Obstet, 1975, 140（3）: 361-364.

［6］Reinisch H. A new biopsy device（author's transl）. Arch Geschwulstforsch, 1977, 47（7）: 611-615.

［7］王明友，邱春东，胡效坤，等. CT导引下胸部穿刺术及并发症因素分析. 中国CT和MRI杂志, 2005, 3（02）: 31-34.

［8］周智恩，严维刚，周毅，等. MRI-超声融合引导下前列腺靶向穿刺活检的最新进展. 中华外科杂志, 2016, 54（10）: 792-796.

［9］彭浩，彭丽静，胡效坤. CT引导臭氧治疗椎间盘突出合并急性肌纤维炎的临床应用. 医学影像学杂志, 2016, 26（04）: 712-714.

［10］Saifuddin A, Mitchell R, Burnett SJ, et al. Ultrasound-guided needle biopsy of primary bone tumours. J Bone Joint Surg Br, 2000, 82（1）: 50-54.

［11］王俊杰，柴树德，郑广钧，等. 3D打印模板辅助CT引导放射性^{125}I粒子植入治疗肿瘤专家共识. 中华放射医学与防护杂志, 2017, 37（3）: 161-170.

［12］姜玉良，王皓，吉喆，等. CT引导辅助3D打印个体化非共面模板指导^{125}I粒子治疗盆腔复发肿瘤剂量学研究. 中华放射肿瘤学杂志, 2016, 25（9）: 959-964.

［13］吉喆，姜玉良，郭福新，等. 3D打印模板联合CT引导下放射性粒子植入治疗椎旁/腹膜后恶性肿瘤的剂量学验证观察. 中华医学杂志, 2017, 97（13）: 996-1000.

［14］张志鹏，刘明，陈敏磁，等. 磁共振靶向前列腺穿刺活检对前列腺癌诊断的研究. 中华泌尿外科杂志, 2016, 37（03）: 161-164.

［15］刘丽，巨辉．CT 三维重建体表定位方法在腰椎穿刺中应用．中外医学研究，2016，14（17）：44-45.

［16］Chang S，Kim SH，Lim HK，et al. Needle tract implantation after sonographically guided percutaneous biopsy of hepatocellular carcinoma：evaluation of doubling time，frequency，and features on CT. AJR Am J Roentgenol，2005，185：400-405.

［17］王娟，公维宏，范会革，等．放射性粒子植入术针道医源性肿瘤种植转移的临床观察．中华放射肿瘤学杂志，2007，16（4）：253-255.

［18］彭清泉，徐钢，张春秀．武汉市某三甲医院 IgA 肾病肾穿刺活检患者临床路径实施效果评价．医学与社会，2015，28（10）：18-20.

第二章　3D 打印技术在医学领域中的应用

一、前言

3D 打印（3D printing）技术，是近年兴起的一项新技术，它可将计算机模型数据"打印"输出形成实物。3D 打印技术已在工业制造等领域被广泛应用，而且与传统制造方式相比，3D 打印技术具有明显优势，它无须设计模具，不必引进生产流水线，同时，制作速度快，单个实物制作费用低。近几年，3D 打印技术快速发展引起了广泛关注，随着该技术的快速发展，其应用领域越来越广。

二、3D 打印技术原理

3D 打印技术，是以数字模型文件为基础，以计算机三维设计模型为蓝本，通过软件分层离散和数控成型系统，利用激光束、热熔喷嘴等方式将金属粉末、陶瓷粉末、塑料、组织细胞等特殊材料进行逐层堆积黏结，最终叠加成型，制造出实体产品。与传统制造业通过模具、车铣等机械加工方式对原材料进行定型、切削以最终生产成品不同，3D 打印将三维实体变为若干个二维平面，通过对材料处理并逐层叠加进行生产，大大降低了制造的复杂度。因此，3D 打印技术具有传统技术无法比拟的优点，无须机械加工任何模具，直接打印任何所需形状的零件，不仅节省原材料、降低成本、提高生产率，而且缩短研发周期。这种数字化制造模式不需要复杂的工艺，不需要庞大的机床，不需要众多的人力，直接从计算机图形数据中便可生成任何形状的零件，使生产制造得以向更广的生产人群范围延伸。

三、3D 打印技术在肿瘤治疗领域的应用

近年来随着 3D 打印技术的不断进步，其在医学领域的应用日渐深入。

（一）近距离放疗

1. 组织间永久粒子植入　近年来，3D 打印技术被广泛应用于肿瘤临床诊断治疗等多个领域，诞生了多项研究成果，使广大肿瘤患者受益。

2014 年北京大学第三医院王俊杰教授团队利用 3D 打印技术，与近距离计算机治疗计划系统融合，设计出个体化 3D 打印非共面模板，简称 3D 打印非共面模板（3D-printing individual non co-planar template，3D-PNCT）（图 2-1）。2015 年又研发出 3D 打印坐标系共面模板，简称 3D 打印共面模板（3D-printing co-planar template，3D-PCT），并首次应用于辅助引导^{125}I 粒子植入治疗体部肿瘤，这是世界上首次将 3D 打印技术应用于放射性粒子组织间近距离治疗，是近距离治疗领域里程碑式的事件（图 2-2）。3D 打印大大提高了粒子植入治疗精准度、灵活性和效率，使粒子植入技术全面进入可计划、可优化和可评估的新时代[1-2]。

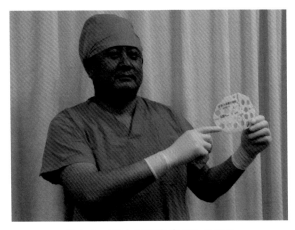

图 2-1　　**2014 年研发出 3D-PNCT**

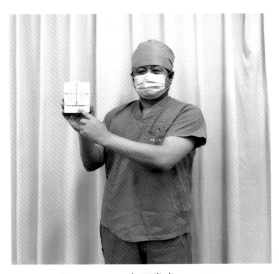

图 2-2　　**2015 年研发出 3D-PCT**

2002 年起北京大学第三医院王俊杰教授等尝试利用 CT 引导技术引导放射性[125]I 粒子植入治疗各种实体复发肿瘤，建立 CT 引导放射性粒子植入治疗头颈部复发癌、胸部复发和转移癌、脊柱转移癌、复发直肠癌和软组织肿瘤等技术流程，提高了放射性粒子治疗精度和疗效[3-4]（图 2-3）。但是由于人体解剖结构的复杂性，各种复发肿瘤浸润性、不规则性生长，导致粒子针插植、深度、角度均受到很大影响。有些特殊部位肿瘤无法精准达到进针要求。同时，单纯依靠 CT 引导穿刺对医生的个人技术要求比较高，培养穿刺医生周期长，不利于该技术的普及和推广。

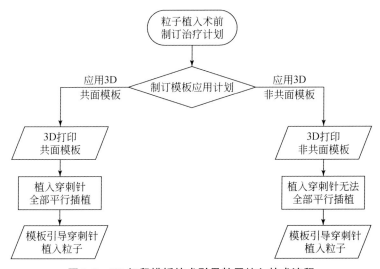

图 2-3　**3D 打印模板技术引导粒子植入技术流程**

2014 年起王俊杰教授带领的团队开始尝试利用 3D 打印技术设计数字化、个体化、坐标系非共面模板，利用现代影像学技术、计算机辅助技术和导航系统的固定装置，确保粒子植入前精准设计治疗计划，术中适时优化，确保 3D 打印技术能够达到术前计划要求，大大提高了粒子植入治疗精度、效率，结束了多年来模板技术只能用于前列腺癌治疗的历史。共面、非共面模板技术的突破基本解决了粒子植入不同部位的技术难题，为粒子植入治疗广泛应用于头颈部、胸部、腹部和盆腔肿瘤奠定了坚实的基础[1-3]（图 2-4）。

2. 在诊断方面的应用　2017 年，一个斯坦福工程师团队在美国国家科学院学报中发表的一项研究描述了一种可重复使用的 3D 打印小型微芯片，可以诊断多种疾病。据悉，每个芯片是通过标准喷墨打印，只需要 20 分钟即可组装（图 2-5）。

在一个测试中，团队显示该装置可以有效地从流体样品中捕获乳腺癌细胞。与大多数生物分子（如蛋白质和 DNA）类似，癌细胞具有独特的表面电荷。通过操纵电子领域，研究人员能够将癌细胞导向芯片上的特定室，并将其捕获在那

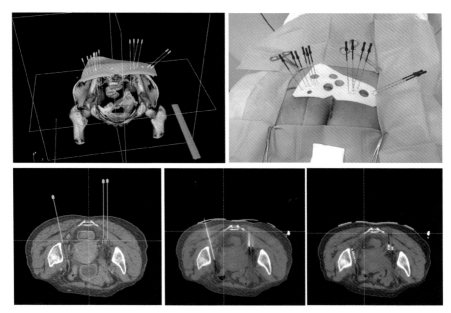

图 2-4　北京大学第三医院利用 3D-PNCT 引导^{125}I 粒子植入治疗盆腔复发肿瘤

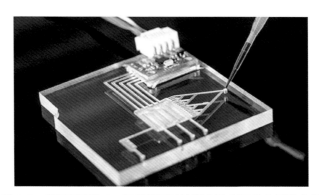

图 2-5　斯坦福团队 3D 打印的可以诊断多种疾病的小型微芯片

里，远离所有其他细胞类型。由于选择罕见的循环肿瘤细胞的能力可以增加我们对癌症转移的了解，该设备可以帮助我们检测疾病的早期传播和拯救生命。这对发展中国家来说非常重要。

　　来自剑桥大学的研究人员计划用 3D 打印技术和虚拟现实（virtual reality，VR）技术来寻找癌症的解决方案。他们希望通过创造一种能够交互的 3D 癌细胞地图，让科学家能够在 VR 环境中对癌细胞进行研究，或许会对癌症认知产生意料之外的效果。该项目首席研究人员格雷格·汉农（Greg Hannon）表示，"我们希望制作交互式、逼真的 3D 肿瘤示意图，科学家在虚拟现实环境中可以'走进'肿瘤，对其细节进行研究。"Tech Crunch 表示，肿瘤（从乳腺癌开始研究）

将首先被切成极薄的切片，然后对这些切片进行成像和分析，直至对每个细胞的基因组成进行分析。全部切片将组装成3D模型，研究人员可以在虚拟现实环境中进行研究和实验。当然这种切片的3D模型也可以使用3D打印技术打印成实体，更进一步地进行实体研究。汉农在一段视频中说，"我认为，在未来人们理解癌症和生物体发育方面，这一项目将处于前沿地位。所有生物发育都以3D方式进行，迄今为止，现有技术尚不能破解细胞间通信的秘密。"

3. 骨科应用　利用3D打印技术制作的医疗植入物能够更好地融入人体，改善患者的治疗效果，该技术在世界各地骨科临床得到了应用，取得了令人鼓舞的临床效果。

2014年7月，北京大学第三医院骨科刘忠军教授团队完成了世界首例应用3D打印的人工定制枢椎作为脊椎外科内植物，进行脊椎肿瘤治疗以后的稳定性重建[5]。刘忠军和他的团队经研究，决定为患者的枢椎进行前路和后路两次手术，植入用钛合金粉末经3D打印技术制造出的人工椎体。个性化3D人工椎体达到了椎体一体化的效果，具有现在国际通用的钛网替换技术不可比拟的特点。刘忠军教授实施的将3D打印人工定制枢椎用于枢椎恶性肿瘤手术治疗的方法，为肿瘤切除后颈椎结构重建技术开辟出一条崭新路径（图2-6）。

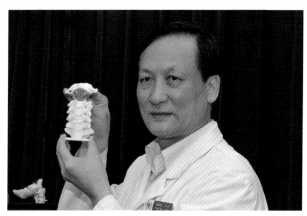

图2-6　北京大学第三医院利用3D技术打印出脊柱

2014年，西京医院（第四军医大学第一附属医院）对3名骨肿瘤患者实施3D打印钛合金假体植入手术治疗，对他们不同部位的骨骼缺损进行修复，均取得良好疗效。其中，3D打印的钛合金肩胛骨假体和锁骨假体临床应用为全球首例，骨盆假体临床应用为亚洲首例[6]。

2017年澳洲成功实施全球首例3D打印钛-聚合物胸骨植入手术，澳大利亚联邦科学与工业研究组织（Commonwealth Scientific and Industrial Research Organization，CSIRO）与墨尔本医疗植入物公司Anatomics，以及一队英国医生联手，为一名61岁英国患者Edward Evans实施了3D打印钛-聚合物胸骨植入手术。过去这种植入物一般都会用纯钛制造。这个 3D 打印钛–聚合物胸骨（图 2-7）是由 Anatomics 设计，然后由 CSIRO 位于墨尔本的 Lab 22 工厂完成打印的。

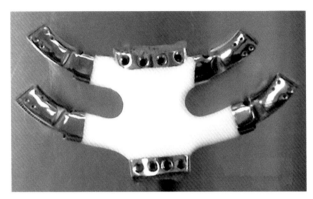

图 2-7　3D 打印钛–聚合物胸骨

2012 年 2 月 5 日，世界首例人工下颌骨置换术在比利时实施，Hasseh 大学 BIOMED 研究所基于 MRI 数据，打印出净重107g、仅比患者自体下颌骨重30g 的打印体。此次 3D 打印成品并未影响患者的语言表达能力，为今后人造器官短缺所面临的困难提供了解决方案[7]。

Plusmedica OT 在制造矫形器时，首先会由矫形外科技术人员为患者制作石膏模型。然后，直接在石膏模型上设计矫形器。之后，矫形外科技术人员将石膏模型和订货单一并送到 Plusmedica OT。随后，使用 3D 扫描仪对石膏模型进行数字化。接下来，Plusmedica OT 采用 CAD 程序设计出矫形器，并将构建数据传输到生产系统 EOSP396。利用激光束将精细的粉末材料逐层烧结叠加，最终制造出零部件。这样，无须任何特殊工具，即可制造出所能想象的任意形状的矫形器（图 2-8）。采用的材料是尼龙聚合物，具有出色的硬度和耐冲击度，在重负荷下既不会碎裂也不会断裂，降低了患者受伤的风险。

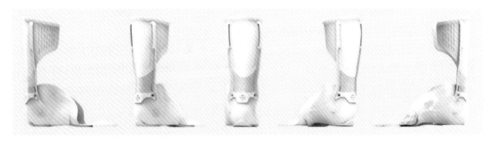

图 2-8　**Plusmedica OT 应用 3D 打印技术制造的矫形器**

与传统技术相比，3D 打印可在术前为医生打印实体模型进行模拟训练，提供安全实际的信息，进而降低高难度手术的成功率。实践表明，3D 打印技术具有高效性、精确性、安全性。术前精确的模拟训练，不仅减少手术时间，而且术中有效确定植入物的类型、大小和位置，指导医生为患者量身定制最佳手术方案，能够使患者尽快恢复健康。

4. 口腔科应用 随着 3D 打印技术在口腔科领域的应用不断深入，从模型、导板，再到牙冠和种植体，3D 打印技术正在不断改变口腔诊疗的产业链：目前包括 Stratasys、3D Systems、EOS、Sisma 等 3D 厂商以及口腔行业耕耘多年的 BEGO、普兰梅卡等医疗巨头都纷纷生产适合口腔应用的 3D 打印设备。

北京大学口腔医院的唐志辉教授在国内率先使用金属 3D 打印技术开展补种牙口腔修复工作，现已进入了动物实验阶段，预计在 2～3 年内有望得到国家食品药品监督管理总局的批准并用于人体。金属 3D 打印将会进一步改变医疗诊所与技工所的工作流程。目前口腔医院通过使用 3Shape 或者其他口内扫描设备获取数据，然后交由合作的技工所，由技师进行铸造牙冠的工艺流程。该流程能进一步简化：首先在口腔诊所扫描数据，使用软件进行三维设计后与优化后，将数据传输至技工所的打印机并直接完成义齿的打印流程。现在使用传统工艺需要 3～6 个月完成的种植牙可能减少至 1～2 天即可完成[8]。

作为全国领先的医工结合的典范，上海交通大学医学院附属第九人民医院的口腔技术室拥有国内较为领先的数字化口腔全套设备，包括拥有数字化铸造、口内扫描仪以及国内最先进的三台同类个性化数字化切削台车；该院也是国内较早购买 3D SystemsProJet 3510 的用户之一。目前该设备主要应用于口腔种植导板与正畸模型的制作，原本使用人工制作需要 3 小时完成的模型，通过 3D 打印可在 1 个小时内完成，大大减少了口腔模型的制作时间。

1994 年创立的成都登特公司，是目前国内乃至全世界走在 CAD/CAM 数字化、机械化最前沿的高端义齿制作商，也是德国 BEGO、VITA、WIELAND、DENTAURUM 的定点技术合作伙伴。登特义齿一直引领现代口腔修复学、材料学、工艺学的技术潮流。目前，登特将金属增材技术用于制作固定烤瓷冠桥、金属冠桥的成型和桩核，并成功用于活动支架的成型；通过使用 3D 打印技术，其制作的牙冠特别是全口牙冠崩瓷情况显著减少。

薛世华等以海藻酸钠——明胶水溶胶作为支架材料，采用酶联合消化法原代培养人牙髓细胞作为种子细胞，已经成功进行了人牙髓细胞共混物的三维生物打印。将获得的三维生物打印结构体浸入完全培养基进行后加工培养。经测评打印后的细胞体存活率可达 89%。该研究表明生物打印技术在人牙齿组织工程中应用的可行性，未来有望应用于牙再生工程[9]。

新加坡 3D 打印机公司 Structo 推出了一款名为 DentaForm 的新 3D 打印机，Structo 称其为"世界上最快的牙科模型 3D 打印机"（图 2-9）。此前，Structo 在 3D 打印牙科市场首次推出了两款产品：OrthoForm 和高速的 OmniForm3D 打印机。该公司的 3D 打印机是专为牙科应用而设计和建造的，主要用于快速和高效的模具制作。这些机器采用了该公司专有的掩模立体光刻（mask stereolithography，MSLA）技术。

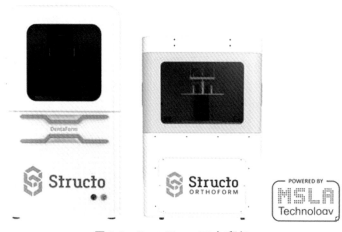

图 2-9　**DentaForm 3D 打印机**

该公司的最新产品 DentaForm 3D 打印机是某些口腔科应用的理想选择，尤其适合用来为口腔修复领域的冠桥适配打印精准的模型。新机器的构建体积为 200mm×150mm（X/Y），打印精度为 50μm。据了解，相比标准的 SLA 技术，Structo 的创新性 MSLA 技术能提供快得多的打印速度。MSLA 技术借鉴了常用在集成电路（IC）制造中的掩模光刻技术，整合了一个面板阵列光源和一个液晶膜掩模。新的 DentaForm 3D 打印机在采用 MSLA 技术的同时，其分辨能得以升级。之前的 OrthoForm 的分辨率为 96μm×96μm（X/Y），而 DentaForm 的分辨率更高，为 50μm×50μm（X/Y）。

5. 整形外科应用　1992 年 Stoker 等[10]首次将该技术运用到整形外科领域，将 3D 打印模型用于颌面手术的术前模拟设计。国内有学者可依据 CT 或 MRI 数据显示，快速精确地制造三维仿真生物模型，使该技术在个性化假体的制作、医学教学中被广泛应用，为整形外科手术带来了前所未有的变革[11]。D'Urso 等[12]对术前通过 3D 打印模型进行诊断和手术设计的患者与传统影像学诊断的患者进行比较，结果显示诊断准确率由影像学组的 65.5% 提高到模型组的 95.2%，测量误差从影像学组的 44% 降低至模型组的 8%，充分证明了 3D 打印模型的精确性、高效性。

6. 血管疾病中的应用　心血管疾病是全球发病率、死亡率最高的疾病之一。很多疾病治疗需要人工血管和血管瓣膜。临床上对血管移植物的需求日益突出，但移植物的选取却很困难。移植物有以下几点要求：①强血液相容性、无血栓性；②强力学性和抗缝合性；③强降解性和再生性；④溶出物、渗出物及降解物无毒性、无免疫排异反应[13]。供体通常是自体，所以常受到限制。利用 3D

打印技术可快速地制造出血管。如美国哥伦比亚大学 Norote 等[14]研发出了一种三维自动电脑辅助沉积的生物凝胶球体，其可用于打造成形无支架的小直径血管。

（二）医学模型制造

医学模型在基础医学和临床实验教学中的用途十分广泛，但是用传统方法制作医学模型程序复杂、周期长，同时部分模型的原材料多为石膏等，在使用过程中易损坏。利用 3D 打印制作医学教学用具、医疗实验模型等用品不仅避免了上述问题的出现，同时还可以根据实际需要对一些特殊模型实现个性化制造。

在临床应用中，3D 打印技术目前已在骨科、外科、牙科等各专业使用，已成功打印出了头颅模型、心脏模型、骨骼模型、血管模型等各组织器官模型。可视化三维模型有助于更好地理解相关解剖部位，有利于指导医生个体化诊疗[15-16]。美国一家医院的医生们在给一对连体婴儿实施头颅分离手术前，为了确保安全，他们先用 3D 打印制作出这对婴儿的连体头颅模型，参考模型对手术方案进行优化，最后不仅手术获得成功，而且时间也由以往的 72h 缩短至 22h。

近日，波兰雅盖隆大学医学院的一组研究人员成功地用经济实惠的 FDM3D 打印技术、开源软件和硅铸造为一名患者定制了一个肝模型（图 2-10）。研究表明，"肝恶性肿瘤手术不是这种 3D 打印模型的唯一应用，相对较长的打印时间可能会限制此技术在急诊手术中的使用，然而，大多数择期肝切除术可以极大地受益于这种 3D 打印方法。"

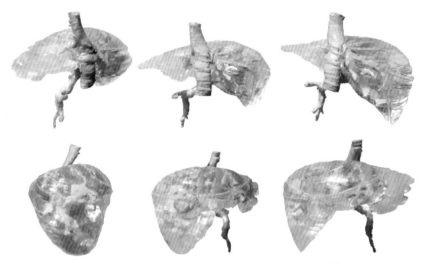

图 2-10　波兰雅盖隆大学医学院 3D 打印的肝手术模型

目前 3D 后期技术已经广泛应用于血管外科、口腔颌面外科、神经外科等相关疾病的诊断、术前评估及术式确定[17-18]。据报道，香港医生曾通过 3D 打印的模拟器官来进行术前准备，提高了手术的成功率。香港中文大学及香港大学联手开发了一种技术，通过经患者食管超声波造影所收集的数据进行 3D 重建，塑造出高仿真的复杂心脏结构 3D 硅胶软件模型，协助术前规划，为患者制订个人化的介入治疗方案。心脏结构复杂且因人而异，故进行心脏介入手术的难度十分高。这项技术有助于医护人员在手术进行时更准确地将仪器放入最佳位置，降低出现并发症或手术失败的风险。这项技术源于 2015 年的一宗复杂左心耳封堵术个案。Sodian 等[19] 在冠状动脉搭桥术后利用 3D 打印患者心脏及相关血管模型进行主动脉瓣置换术的策划演练和术中对比，成功完成难度很大的心脏外科手术。Giovinco 等[20] 在骨科足重建术的策划中，利用 3D 打印实体足骨模板对植入钢钉进行力学设计，术后患者恢复良好。

(三) 组织器官再生

人体组织器官替代物一直是临床医学上的一个难题，很多患者为此而丧失生命。随着科学技术的发展，3D 打印人体器官已经成为可能。2013 年，美国军方资助的 3D 打印皮肤和肾研究取得突破[21]。德国研究人员也利用 3D 打印技术制作出柔韧的人造血管，这种血管可与人体组织融合，不但不会发生排异，而且还可以生长出类似肌肉的组织。Mannoor 等[22] 采用生物细胞结构和纳米电子元素，以水凝胶作为基质，根据人耳的解剖形状，利用 3D 打印技术制作出了仿生耳，能实现听觉功能，甚至能听立体声音乐。为了制造复杂的器官，必须保证器官的正常供血，这就需要一个三维树状的血管网络。利用现有设备打印器官内的血管树在 2009 年 12 月就已实现：南卡罗来纳医药大学的 Vladimir Mironov 和 Roger Markwald 博士，成功打印出了三维肾血管[23]。这些成功案例表明，3D 打印有助于解决当前和今后人造器官短缺所面临的困境。

在澳大利亚，悉尼心脏研究所 (Sydney-based Heart Research Institute，HRI) 开发了一种可以打印人类细胞的生物打印机，可以用来修复受损的心脏组织。研究的效果很神奇，这些心脏细胞可以跳动，就像一颗真正的心脏一样。HRI 的一位科学家 Carmine Gentile 博士介绍说，患者只需要给医务人员提供他们的表皮细胞，用它们生成干细胞，再进一步生成心脏细胞。医生利用这台打印机可以打印患者所需的特定心脏细胞，然后生成可以植入心脏的组织，来修复受损的器官。这种方法对饱受痛苦的心脏病患者裨益颇多，尤其是在传统治疗手段不奏效的时候。典型的心脏病治疗过程，包括血管成形术，在这个过程中让气球膨胀来扩大被阻塞的冠状动脉，进行再灌注治疗，包括植入支架和实施大量药物。在这个过程中，3D 打印组织可以提供急需的替代品。

科林学院的一位心脏病科医师 Gemma Figtree 解释道，通过用一个有效的"补丁"来替换坏死的心脏肌肉，可以极大地解决患者呼吸短促的问题，提高生活质量。"仅仅在澳大利亚，就有 35 万人受到心脏病的侵害，每天会有 24 人死于心脏病，因此这项 3D 打印的突破非常有意义。"

(四) 活体细胞打印

细胞是生物体结构和功能的基本单位。一切生活活动都离不开细胞，3D 打印技术在细胞上也有应用。美国维克佛瑞斯特大学的再生医学研究者与军队再生医学研究所合作，不仅成功地打印出肾细胞，而且能直接在患者伤口上打印细胞，不仅为患者减轻病痛，而且利于伤口更好、更快地愈合。Ovsianikov 等[24]应用激光 3D 喷墨打印技术，通过激光诱导正向传输方式接种细胞，运用丙烯酸酯化的聚乙二醇双光子聚合技术构造组织工程皮肤，此方式不仅减小细胞毒性，而且使细胞在温和的环境中迅速地构建三维水凝胶支架、组织工程学皮肤。Boland 等[25]应用喷墨打印技术将牛血管内皮细胞与藻酸盐水凝胶同步打印，通过扫描电镜观察发现内皮细胞黏附于水凝胶支架内部，形成内皮细胞–水凝胶三维复合物的同时，细胞仍保持活性。由此看出，3D 打印技术在打印细胞方面具有广泛的应用。

3D 打印活体细胞距实现安全稳定的细胞培养和器官移植尚有相当长的距离，但并非不可实现。利用 3D 打印技术，科学研究人员制造出能模仿生物细胞特性的水滴，他们把这些水滴通过 3D 打印组装成凝胶状物质，这种物质既能像神经细胞束一样传输电信号，又能像肌肉组织那样弯曲，给修复和缓解器官衰竭带来了新的希望。另外，荷兰特温特大学的研究人员已利用纳米 3D 打印技术制造出了最小的用于培养细胞的培养器皿。

(五) 药物测试研发与药物应用研究

现阶段，大部分的药物测试主要通过实验动物来完成，其药理作用难以得到准确反馈。利用 3D 打印技术打印的人体肝、肾和特定细胞组织用于新药测试后，不仅可以真实模拟人体对药物的反应，得到准确的测试效果，而且还能在很大程度上降低新药的研发成本。2012 年，3D 生物打印公司 Organovo 向一个专家实验室交付了第一个 3D 打印肝组织产品用于药物测试。弗吉尼亚州雷斯顿 Parabon 纳米实验室的研究人员也在使用纳米级 3D 打印技术逐分子地制造药物，以对抗致命的脑癌胶质母细胞瘤。

可控释放药物传统的制药方法需要添加添加剂才能将药物的有效成分黏结在一起制成药片，但传统制药方法在制造具有复杂内部孔穴和薄壁结构的可控释放药物时存在很大困难。3D 打印技术采用分层制造的思路，便于制造具有复杂型腔的可控释放药物，具有良好的应用前景。总体来说，目前大多数研究仍处在概念应用性证明的初级阶段。国内很多高校，如华中科技大学、同济大学、上海理工大学等都在进行基于 3D 打印技术的缓释药剂制备装置的研发[26]；国外很多大学和研究院也在开展 3D 打印技术应用于给药系统的项目，如葡萄牙理工学院的快速可持续产品研发中心、俄罗斯科学院、加拿大西安大略大学的粒子工艺学研究中心等[27]。

四、展望

从以上资料可以看出，医疗卫生行业非常愿意采用 3D 打印技术。可以说，3D 打印技术将掀起医疗行业新革命。

自 25 年前，3D 打印技术发明以来，材料科技不断发展，最近 5 年投资界对于 3D 打印的追捧更使得 3D 打印的材料进入了高速增长期。其中可以适用于骨科手术辅助与植入的材料就包括 ABS、PLA、PEEK、PA12、PA 6-6、钛合金、纯钛、不锈钢、镍钴合金等。越来越多的医疗应用能使用 3D 打印材料，从导板到假体，从康复器械到牙冠，以及细胞打印技术。

同时，互联网+3D 打印+定制化医疗概念开始普及。"你不会做发给我就行了"，光韵达医疗是一家从事 3D 打印医疗服务的公司，该公司首席科学家，上海交通大学王成焘教授在接受采访时谈及了一个新的"互联网+"模式——"医生在电脑上下载我们的客户端，通过互联网把 CT 的数据传输给我们，我们生成一个三维模型后传输回医生。医生收到就用 3D 打印机把手术导板或导航用的模型打印出来。"这种新的模式一来可以大大降低医生花费在模型修改制作上的工作量，另外，对于一些还不曾使用过 Mimics 或其他 3D 医疗软件的医生也是一种折中的方案。

3D 打印技术作为一项具有开创性意义的技术，对我们有利也有弊。它在器官移植方面为我们提供了便利，特别是 3D 打印人工骨骼、牙齿等植入物的设计制作，使我们可以根据不同患者，快速便捷地制作出更个性化的假体，使人们获得了重生的机会。其次 3D 打印在放疗科、介入科、心胸外科、骨外科、颌面外科等复杂手术术前计划制订、手术模拟中的广泛应用，提高了手术成功率，降低了手术风险等。比如射波刀立体定向放疗准备过程中的金标植入，如果在 3D 打印模板引导下进行植入会大大提高植入效率和精准度。此外，在未来有望直接制造出活体器官直接应用于人体。但 3D 打印技术也存在一些问题与不足，比如细胞过于脆弱，容易死亡，所需材料价格极高，支架材料的可降解性及降解时间、孔径大小都对其打印结果有影响。另外目前国内法律、法规的支持问题，如植入材料的认证、许可，术后出现不良问题的法律责任等问题都亟须解决。我们相信随着信息技术的发展、新型材料和制作技术手段的增强，在未来临床及科研的道路上，3D 打印技术势必会获得突破性进展，发挥越来越大的作用。

（徐　飞　王俊杰）

参 考 文 献

［1］ 吉喆，姜玉良，郭福新，等. 3D 打印个体化非共面模板辅助放射性粒子植入治疗恶性肿瘤的剂量学验证. 中华放射医学与防护杂志，2016，36（9）：662-666.

［2］ 王皓，王俊杰，姜玉良，等. 3D 打印模板联合 CT 引导^{125}I 粒子治疗盆腔复发直肠癌的剂量学分析. 中华医学杂志，2016，96（47）：3782-3786.

［3］ 王俊杰，袁惠书，刘江平，等. CT 引导放射性^{125}I 粒子组织间植入治疗复发直肠癌近期疗效. 第五届上海国际放射肿瘤会议论文集. 上海：复旦大学附属肿瘤医院，2016：11.

［4］ 王皓，王俊杰，袁慧书，等. 放射性^{125}I 粒子植入治疗椎体及椎旁肿瘤. 现代肿瘤医学，2010，18（1）：146-148.

［5］ Yang J, Cai H, Lv J, et al. In vivo study of a self-stabilizing artificial vertebral body fabricated by electron beam melting. Spine（Phila Pa 1976），2014，39（8）：486-492.

［6］ 施凤伟，付军，郭征. 3D 打印技术在骨科学肿瘤教学中的应用. 中华医学教育杂志，2015，35（6）：288-290.

［7］ Klein GT, Lu Y, Wang MY. 3D Printing and neurosurgery. Ready for prime time? World Neurosurg, 2013, 80（3-4）：233-235.

［8］ 赵雪竹，唐志辉，许卫华，等. 仿真颌骨模型结合牙种植手术导板在口腔种植教学中的应用. 中国医学教育技术，2016，30（3）：313-316.

［9］ 薛世华，吕培军，王勇，等，人牙髓细胞共混物三维生物打印技术. 北京大学学报（医学版），2013，45（1）：105-108.

［10］ Stoker NG, Mankovith NJ, Valentino D. Stereolithographic models for surgical planning：preliminary report. J Oral Maxillofat：Surg, 1992, 50（5）：466-471.

［11］ 李益敏，郑永生. 快速成型技术在颅颌面外科中的应用. 中国美容医学，2007，16（9）：1309-1311.

［12］ D'Urso PS, Barker TM, Earwaker WJ, et al. Stereolithographic biomodelling in cranio—maxillofacial surgery：a prospective trial. J Cranio Maxillafac Surg, 1999, 27（1）：30-37.

［13］ 汪黎明，陈鑫，徐明. 细胞与组织工程血管支架的黏附方法. 江苏医药，2008，34（5）：484-486.

［14］ Norotte C, Marga FS, Niklason LE, et al. Seaffoht—free vascular tissue engineering using bioprinting. Biomaterials, 2009, 30（30）：5970-5917.

［15］ 李东阳，郝萱语. 3D 打印技术在临床医学中的应用进展. 山东医药，2015，55（9）：101-102.

［16］ 俞沁园. 3D 打印技术临床医学的进展探析. 硅谷，2015，（2）：141.

［17］ Rengier F, Weber TF, Giesel FL, et al. Centerline analysis of aortic CT angiographic examinations：benefits and limitations. Am J Roentgenol, 2009, 192（5）：255-263.

［18］ Guitton TG, Brouwer K, Lindenhovius AL, et al. Diagnostic accuracy of two-dimensional and three-dimensional imaging and modeling of radial head fractures. J Hand Microsurg, 2014, 6（1）：13-17.

［19］ Sodian R, Schmauss D, Markert M, et al. Three-dimensional printing creates models for surgical planning of aortic valve replacement after previous coronary bypass grafting. Ann Thorac

Surg, 2008, 85 (6): 2105-2108.

[20] Giovinco NA, Dunn SP, Dowling L, et al. A novel combination of printed 3- dimensional anatomic templates and computer-assisted surgical simulation for virtual preoperative planning in charcot foot reconstruction. J Foot Ankle Surg, 2012, 51 (3): 387-393.

[21] 楼铁柱, 刘术, 李鹏. 2013 年度军事医学相关生命科学技术重大进展. 军事医学, 2014, 38 (1): 1-4.

[22] Mannoor MS, Jiang Z, James T, et al. 3D printed bionic ears. Nano letters, 2013, 13 (6): 2634-2639.

[23] Terry Wohlers. Wohlers report 2012. Fort Collins: Wohlers Associates, 2012: 41-47.

[24] Ovsianikov A, Gruene M, Pfaum M, et al. Laser printing of cells into 3D scaffolds. Biofabrication, 2010, 2 (1): 014104

[25] Boland T, Xu T, Damon B, et al. Application of inkjet printing to tissue engineering. Bioteehnol J, 2006, 1 (9): 910-917.

[26] 黄卫东, 郑启新, 刘先利, 等. 三维打印技术制备植入式药物控释装置及体外释药研究. 中国新药杂志, 2009, 18, (20): 1989-1994.

[27] Terry Wohlers. Wohlers report 2013. Fort Collins: Wohlers Associates, 2013: 33-36.

第三章 3D 打印模板引导与头颈部精准穿刺技术

一、前言

头颈部恶性肿瘤种类繁多，根据解剖部位不同分为鼻咽癌、鼻旁窦癌、涎腺恶性肿瘤、口腔癌、口咽癌、下咽癌、喉癌、甲状腺癌、颈部淋巴结转移癌等。头颈部癌发病率不高，据 2016 年美国最新统计数据显示头颈部恶性肿瘤发病率居男性恶性肿瘤发病的第 7 位，在男性前十大恶性肿瘤中占 4%[1]。2015 年中国最新癌症数据统计，头颈部恶性肿瘤在所有新发肿瘤中占比 5.25%，在所有恶性肿瘤死亡率中占比 2.75%[2]。

由于头颈部解剖结构复杂、空间狭小，上起颅底下至锁骨下区，手术彻底切除难度较大，因此，放射治疗在头颈部肿瘤治疗中具有十分重要的地位[3-5]。放疗后局部复发和区域复发仍是主要失败原因[6-8]。因此，头颈部肿瘤早期明确诊断，手术或放疗失败后的再次确诊，在这些环节中穿刺活检都是不可或缺的手段。近年来随着分子靶向治疗、免疫治疗研究进展，分子病理学诊断和基因检测变得十分重要[9-12]。

以往头颈部肿瘤诊断主要是外科切取活检、钳取活检为主，相对风险较大，部分解剖结构较深的肿瘤活检技术难度大[13]。近年来随着 CT 引导下穿刺技术的进步，3D 打印共面穿刺模板（3D-printing co-planar puncture template，3D-PCPT）技术出现，头颈部肿瘤穿刺活检诊断变得简单易行[14]。

二、穿刺前患者准备

（一）患者准备

1. 病情评估　包括患者身体一般状况检查、影像学检查和生物化学检查等。患者一般状况检查包括：KPS 评分或 ECOG 评分，心率、血压、体温、呼吸和脉搏等，肿瘤患者应提供生活质量评分，合并疼痛患者应提供 VAS 疼痛评分[15]。

影像学检查：可疑肿瘤患者应进行头颈部强化 CT 扫描，或 MRI 扫描，胸片和腹部超声，有条件者做 PET-CT 检查。

生物化学检查：术前血液学检查：血常规、术前凝血、术前免疫学及感染检查、肝肾功能检查等。

2. 穿刺活检前的评估 术前评估包括患者体位固定、进针路径、角度、方向、深度选择等。

穿刺路径设计原则：①穿刺路径应尽可能短，减少组织损伤；②如果穿刺路径上有血管、气管、神经等危及器官走行，应避开，选择长路径，安全为第一标准；③肿瘤病灶区内有液化坏死时，取材时应避开；④肿瘤破溃时应避开溃疡部位穿刺。

3. 患者签署知情同意书。

4. 在医生指导下，护士协助患者进行术前体位训练。体位设计时兼顾患者舒适性和医生的可操作性。

5. 其他手术前准备 包括备皮、造影剂过敏试验、镇痛、镇咳等。

（二）穿刺活检设备准备

1. 体位固定器选择 负压真空垫、抽气泵、头部固定面网、头颈肩部固定面网、各种型号头枕、张口器等。

2. 固定架、导航架与模板 固定架、导航架、3D-PCPT 和角度仪。

3. 穿刺设备 穿刺针、活检枪。

4. 监护设备 心电血压监测仪。

5. 吸氧 联合面网固定时，需要预留一次性鼻氧管通道，确保患者穿刺活检过程中安全。

三、适应证

根据临床诊断和治疗的需要，明确穿刺活检的适应证：①首诊怀疑头颈部恶性肿瘤，影像学检查诊断恶性肿瘤者；②手术后、放疗后可疑复发者；③手术后或放疗后可疑残留者；④既往肿瘤病史，颈部淋巴结影像学检查诊断转移者；⑤需要进一步明确病理学或进行基因检测，为靶向治疗、免疫治疗提供理论依据者。图 3-1 示鼻咽癌患者放疗后复查，PET-CT 显示左侧咽后壁代谢旺盛，需要进一步明确诊断。

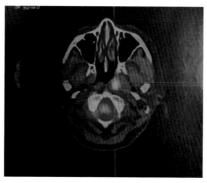

图 3-1　鼻咽癌患者放疗后，PET-CT 显示左侧咽后壁代谢旺盛

四、技术流程

(一) 体位固定

　　患者体位固定：根据肿瘤大小、位置，选择仰卧位、侧卧位或俯卧位。利用负压真空垫对患者体部进行固定，确保患者体位在穿刺过程中保持不变（图 3-2）。需要固定头部时，应联合面网（图 3-3）。

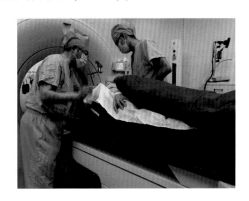

图 3-2　患者体部负压真空垫固定

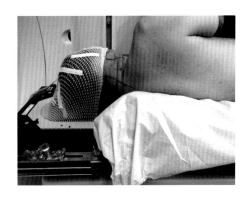

图 3-3　患者头部面网固定

(二) 头部固定

　　头颈部需要固定时，需要合适高度的头枕，确保头颈部穿刺时保持水平，兼顾患者体位舒适。必要时预留一次性鼻氧管通道（图 3-4）。

(三) CT 扫描

　　术前行 CT 扫描，层厚 3～5mm，强化扫描（图 3-5）。

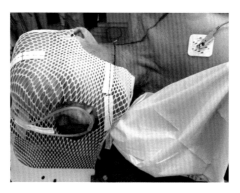

图 3-4　一次性鼻氧管开口

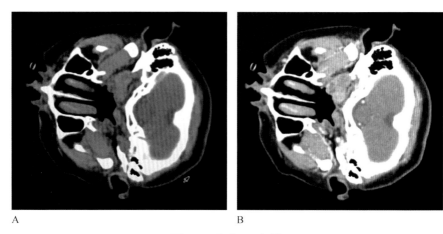

A　　　　　　　　　　　　　　　　　　　B

图 3-5　术前 CT 扫描

A. CT 平扫显示肿瘤位于左侧咽后壁；B. 强化后显示病变位于左侧咽后壁，内无血管。
初步设计针道路径由上至下，穿刺路径上无大血管

（四）设计进针点和进针角度

1. 选择皮肤进针点，并进行标记　在 CT 扫描图像上逐层分析，选择肿瘤内最佳穿刺点。一般原则是选择在肿瘤最大中心层面。如果肿瘤表面有破溃，建议避开溃疡面，同时观察肿瘤中心是否有液化和坏死区域，最好避开液化和坏死组织。针道路径上应避开血管、气管、神经等重要组织器官。选定层面后，建立坐标系。将穿刺点与选择路径直接拉一条直线到皮肤，之后测量到 Y 轴的垂直距离即可确定皮肤进针点（图 3-6）。

利用 CT 机上的激光定位系统，以皮肤进针点为中心标出坐标系、X 轴和 Y 轴（图 3-7）。

如果病变位于咽旁间隙，可以选择前方入路，见图 3-8 中绿线所示。如果病变位于咽后间隙，靠近上方，可选择侧方入路，见图 3-9 中绿线所示。

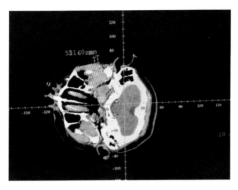

图 3-6 选择肿瘤部位的穿刺点，利用 CT 模拟机扫描层面上的坐标系标出体表进针点

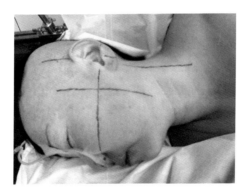

图 3-7 皮肤标记进针点

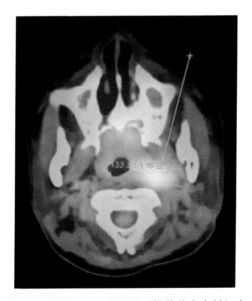

图 3-8 病灶位于咽旁间隙时推荐前方穿刺入路

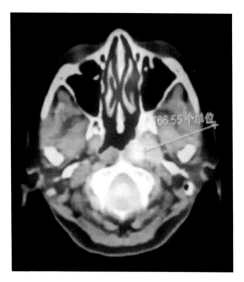

图 3-9　病变位于咽后间隙时推荐侧方穿刺入路

2. 测量进针方向、深度、角度　进针点层面确定后，测量皮肤表面进针点到穿刺点的距离，即是进针深度。

如果进针需要一定角度时，将皮肤进针点拉一条直线到穿刺进针点，之后延长到 X 轴，与 X 轴交叉点再拉一条直线与 Y 轴平行，两条线形成的夹角即是模板的倾角（即 Z 轴角度）。利用角度仪调整模板倾角（Z 轴角度）（图 3-10）。

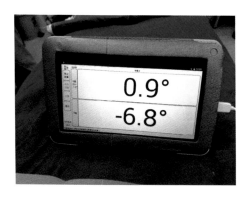

图 3-10　利用角度仪控制模板倾角（Z 轴角度）

（五）消毒和铺巾

常规消毒、铺巾、局部浸润麻醉（图 3-11）。

（六）安装固定架、导航架和模板

安装固定架和导航架：固定架与 CT 床连接位置应考虑模板穿刺部位与固定

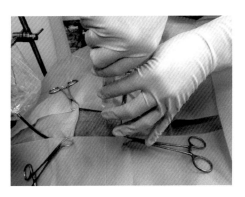

图 3-11　局部浸润麻醉

架距离，确保模板涵盖肿瘤穿刺区域。真空垫固定患者时预留 CT 床板固定架位置和空间，避免真空垫与固定架相互干扰。之后安装导航架，消毒，连接模板。利用 CT 模拟机上的激光坐标系统，模板坐标系中心点和人体皮肤标志 X、Y 轴吻合，利用角度仪调整模板 Z 轴角度（图 3-12）。

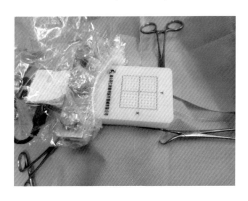

图 3-12　安装固定架、导航架和穿刺模板

（七）插植穿刺针或者固定针

　　沿着模板中心孔插入穿刺针或者固定针，直接将针抵近皮肤或者使穿刺针进入人体 2～3cm（图 3-13）。由于头颈部病变一般位置相对稳定和不动，亦可不用固定针作为参考针，直接利用穿刺针定位即可。

（八）CT 扫描

　　CT 扫描验证穿刺针位置和方向，观察针道延长线的伪影走行与穿刺点的距离、角度关系（图 3-14）。如果角度、方向误差在 1mm 以内，不需要调整针的位置和方向。如果误差大于 1mm，需要调整针的位置和方向，直到穿刺针与术前设计方向一致为止（图 3-15）。测量针尖到穿刺目标的距离，之后一次进针到位（图 3-16）。

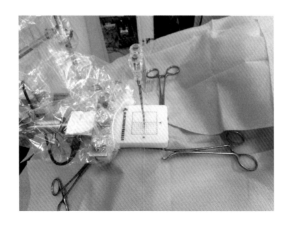

图 3-13　中心点插入穿刺针，穿刺针抵近皮肤

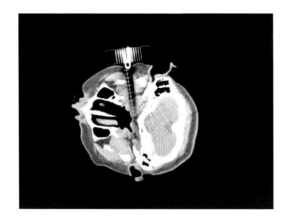

图 3-14　CT 扫描验证穿刺针位置和方向

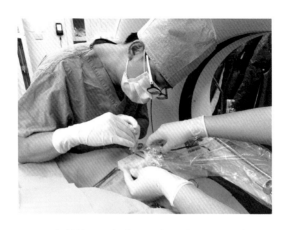

图 3-15　穿刺针位置与方向完全正确后，继续穿刺进针

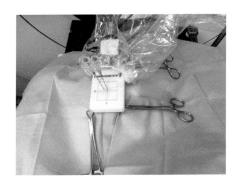

图 3-16　穿刺进针到达指定地点

（九）再次 CT 扫描确认针尖位置

再次 CT 扫描确定针尖的位置是否达到预计活检取材位置（图 3-17）。

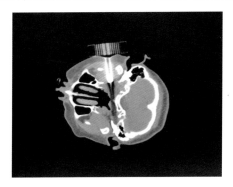

图 3-17　CT 扫描显示针尖位置

（十）穿刺与取材

针尖位置准确无误后，穿刺取材，根据需要确定取材长度和数量（图 3-18 ~ 图 3-20）。

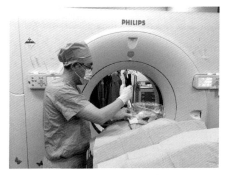

图 3-18　穿刺活检

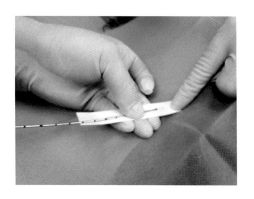

图 3-19　取出的标本

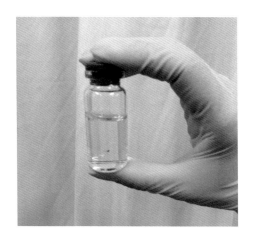

图 3-20　标本固定后，送病理科

（十一）CT 再次扫描

穿刺活检后，再次 CT 扫描，观察是否有出血。

（十二）3D-PCPT 引导头颈部活检推荐技术路线

3D-PCPT 引导头颈部活检推荐的技术路线如图 3-21 所示。

五、并发症与处理原则

（一）出血

一般给予局部压迫止血即可。穿刺针误入重要血管时需避免立刻拔出穿刺针，可将插入针芯略后退 2～3mm，拔出针芯观察针尾是否有出血，如果仍有出血，继续缓慢退针，直到没有血液顺针管流出，拔出穿刺针，压迫止血。

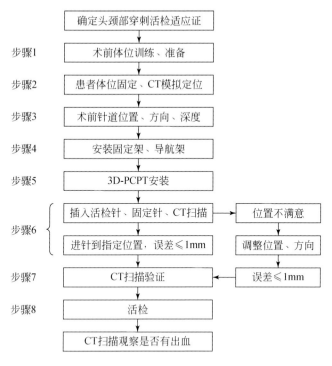

图 3-21　**3D-PCPT 引导头颈部肿瘤穿刺活检技术路线图**

（二）感染

严格按照无菌操作规程进行操作，对于肿瘤破溃，合并感染者，应先行抗感染治疗，直至符合穿刺活检要求。除常规给予抗生素以外，同时应行药敏试验指导合理用药。

（三）神经损伤

神经损伤一般很少发生。术前设计穿刺路径时应充分考虑如何避开神经、血管、食管等重要组织器官，如有损伤可以给予加巴喷丁等抑制神经异常放电的药物短期处理，单唾液酸神经节苷脂等周围神经营养药物可促进修复，镇痛可给予非甾体类药物如塞来昔布，必要时可参考癌症疼痛三阶梯镇痛处理等。

六、注意事项

对于 3D-PCPT 引导活检，优点是精确度高，效率高。由于头颈部重要器官较多，解剖结构复杂，人体曲面变化大，建议采用共面模板引导时最好选择面积较小的专用穿刺引导模板，便于与人体表面贴合。

穿刺活检部位尽量选取 CT 扫描强化区域，可提高活检阳性率，中心无明显强化的区域或低密度区域往往是坏死组织，建议避开取材[16]。

需经过软骨、骨结构时可采用旋转捻针方法，如需经过较厚皮质骨时建议先用骨钻建立通道。3D-PCPT 有不同针孔规格模板选择，也可个体化定制。目前我们已经研制出多功能穿刺模板，可以满足不同规格穿刺针引导需求。

（杨福俊　彭　冉　王俊杰）

参 考 文 献

［1］ Siegel RL, Miller KD, Jemal A. Cancer statistics, 2016. CA Cancer J Clin, 2016, 66（1）: 7-30.

［2］ Chen W, Zheng R, Baade PD, et al. Cancer statistics in China, 2015. CA Cancer J Clin, 2016, 66（2）: 115-132.

［3］ Yamazaki H, Nishiyama K, Tanaka E, et al. Radiotherapy for early glottic carcinoma（T1N0M0）: results of prospective randomized study of radiation fraction size and overall treatment time. Int J Radiat Oncol Biol Phys, 2006, 64（1）: 77-82.

［4］ Budach W, Hehr T, Budach V, et al. A meta-analysis of hyperfractionated and accelerated radiotherapy and combined chemotherapy and radiotherapy regimens in unresected locally advanced squamous cell carcinoma of the head and neck. BMC Cancer, 2006, 6: 28.

［5］ Cooper JS, Zhang Q, Pajak TF, et al. Long-term follow-up of the RTOG 9501/intergroup phase III trial: postoperative concurrent radiation therapy and chemotherapy in high-risk squamous cell carcinoma of the head and neck. Int J Radiat Oncol Biol Phys, 2012, 84（5）: 1198-1205.

［6］ Daly ME, Le QT, Maxim PG, et al. Intensity-modulated radiotherapy in the treatment of oropharyngeal cancer: clinical outcomes and patterns of failure. Int J Radiat Oncol Biol Phys, 2010, 76（5）: 1339-1346.

［7］ Garden AS, Dong L, Morrison WH, et al. Patterns of disease recurrence following treatment of oropharyngeal cancer with intensity modulated radiation therapy. Int J Radiat Oncol Biol Phys, 2013, 85（4）: 941-947.

［8］ Barkley HT, Fletcher GH. The significance of residual disease after external irradiation of squamous-cell carcinoma of the oropharynx. Radiology, 1977, 124（2）: 493-495.

［9］ Schlecht NF, Burk RD, Adrien L, et al. Gene expression profiles in HPV-infected head and neck cancer. J Pathol, 2007, 213（3）: 283-293.

［10］ Sethi N, Wright A, Wood H, et al. MicroRNAs and head and neck cancer: reviewing the first decade of research. Eur J Cancer, 2014, 50（15）: 2619-2635.

［11］ Chawla JP, Iyer N, Soodan KS, et al. Role of miRNA in cancer diagnosis, prognosis, therapy and regulation of its expression by Epstein-Barr virus and human papillomaviruses: with special reference to oral cancer. Oral Oncol, 2015, 51（8）: 731-737.

［12］ Ausoni S, Boscolo-Rizzo P, Singh B, et al. Targeting cellular and molecular drivers of head and neck squamous cell carcinoma: current options and emerging perspectives. Cancer Metastasis

Rev，2016，35（3）：413-426.

［13］ Devita VT，Lawrence TS，Rosenberg SA，et al. DeVita，Hellman，and Rosenberg's cancer：principles & practice of oncology. Philadelphia：Lippincott Williams & Wilkins，2005.

［14］ 王俊杰.3D 打印技术与精准粒子植入治疗学.北京：北京大学医学出版社，2016.

［15］ Carlsson AM. Assessment of chronic pain. I. Aspects of the reliability and validity of the visual analogue scale. Pain，1983，16（1）：87-101.

［16］ 胡效坤.CT 介入治疗学.北京：人民卫生出版社，2009.

第四章　3D打印模板引导与肺精准穿刺技术

第一节　肺穿刺技术

一、前言

原发性肺癌是我国乃至全世界最常见的恶性肿瘤之一。在我国，肺癌的发病率、死亡率均高居恶性肿瘤之首，分别为53.57/10万、45.57/10万，严重威胁着国民健康[1]。肺癌在治疗前必须进行临床分期，国际推荐的TNM分期系统是最常用的分期标准。目前NCCN和中国版肺癌诊治指南均采用国际肺癌研究协会（IASLC）第七版分期标准，准确评估患者病情、制订治疗方案和预测生存期。

肺内恶性肿瘤包括原发性肺癌和肺转移瘤，其中原发性肺癌是临床上最常见的恶性肿瘤之一，且国内大部分患者发现时已属于晚期[2]。肝脏、胃肠道、鼻咽、前列腺、子宫、卵巢等部位的恶性肿瘤，均可通过血液途径转移至肺组织；临床上发现肺是恶性肿瘤转移的"第一门户"[3]。肺部恶性肿瘤主要表现为单侧或双侧肺内圆形或类圆形肿物，可单独发生，也可同时出现。血行转移是发生肺转移瘤最常见的途径，通过支气管动脉和淋巴管播散较少见。肺有丰富的淋巴管网，通过肺淋巴结的肿瘤细胞可被引流至肺门区和纵隔淋巴结群，出现相应区域的淋巴结转移。

CT引导经皮穿刺活检是原发和继发肺恶性肿瘤的常用诊断手段之一[4]。穿刺模板的临床应用极大提高了穿刺的准确性，特别是3D打印共面穿刺模板（3D-printing co-planar puncture template，3D-PCPT）系统的开发和使用对于3mm至2cm的微小病灶，可以实现精准穿刺，同时减少并发症[5]。

二、适应证

1. 原发性周围型肺肿瘤。
2. 转移性肺肿瘤。
3. 有穿刺路径的中心型肺肿瘤和纵隔转移瘤。

三、禁忌证

1. 严重的心功能不全。
2. 严重的肺气肿、肺纤维化合并肺功能不全者。
3. 穿刺一侧肺有可能发生气胸而对侧肺功能不全者。
4. 凝血功能障碍、有出血倾向者。
5. KPS 评分小于 60。
6. 无法耐受和无法配合穿刺手术者。

四、术前准备

1. 临床检查和生化检查，如：血常规，血小板计数，出、凝血时间及凝血酶原时间等。

2. 了解患者病史，获取影像学资料尤其是胸部增强扫描 CT 资料，确定纵隔内或近邻纵隔和肺门病变的强化情况及其与大血管的关系。

3. 向患者及家属说明穿刺的目的、步骤及可能出现的并发症，签署特殊治疗同意书。

4. 抢救设备和药品要齐全。

5. 面罩吸氧，流量 5L/min。

6. 备齐各种急救用品、手术切开包及胸腔闭式引流包、负压吸引装置。

7. 活检针：①抽吸活检针：用于胸部的穿刺针一般为 22G 活检针；②切割针：取材量大时可以用于组织学检查和特殊病理学检查，外径相对较粗，常用 18G 或 16G 针，所取组织较多，优点在于组织标本完整、呈条状，根据需要可选择不同针槽长短的规格。

8. 3D-PCPT　详细介绍见第十一章。其用于穿刺活检的优势在于：①提高直径≤2cm 肿瘤的穿刺精确度；②直径≥2cm 肿物活检时，可以一针单点取材，也可以中心、周边多点位取材；③肿瘤靶区与不张的肺组织边界不清时，可在临界区反复多点位取材，以明确边界；④肿瘤中心液化，外周致密，可在中心和外周多点位取材；⑤肿瘤有厚壁偏心性空洞时，可在厚壁上多点位取材。

五、技术流程

3D 打印模板引导肺穿刺技术流程如图 4-1 所示。

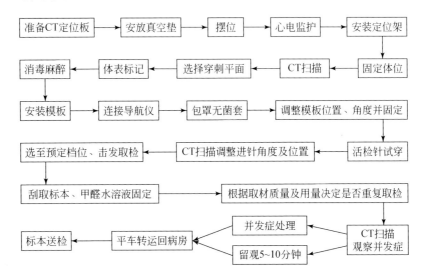

图 4-1　**3D 打印模板引导肺穿刺技术流程图**

六、操作流程

1. 安放 CT 平床定位板，并进行激光校准（图 4-2）。

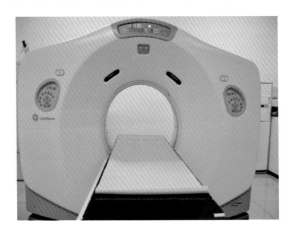

图 4-2　**安放 CT 平床定位板，并进行激光校准**

2. 安放真空成形袋，连接真空负压泵（图 4-3）。

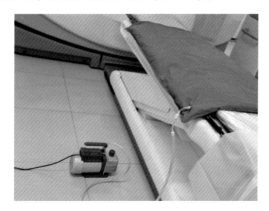

图 4-3　安放真空成形袋并连接负压泵

3. 固定患者体位（图 4-4）。

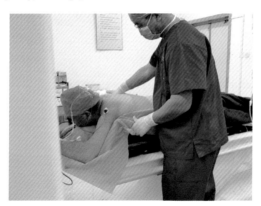

图 4-4　摆放患者体位

4. 心电图、血压、血氧监护（图 4-5）。

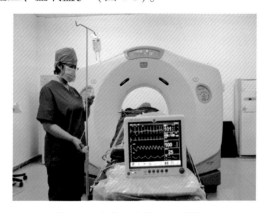

图 4-5　心电、血压、血氧监护

5. 安放定位导航仪（图 4-6）。

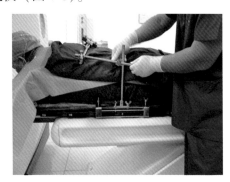

图 4-6　安放定位仪支撑架

6. 将真空成形袋与患者紧密贴附，开启负压泵抽气，至负压达到 10kPa 时固定患者（图 4-7）。

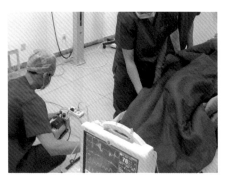

图 4-7　将真空成形袋与病人紧密贴附，开启负压泵抽气

7. CT 扫描确定肿瘤、结节活检部位。选择最大的肿瘤截面积、最宽的肋间隙、最近且安全的穿刺通道作为穿刺平面。选择其中心点作为穿刺点。在此穿刺层面上模拟定位进针点和进针倾角（图 4-8）。

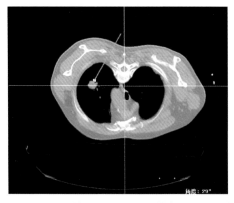

图 4-8　CT 扫描，模拟定位进针点和进针倾角

8. 将 CT 十字光标线定格在穿刺层面，并标记于患者皮肤上（图 4-9）。

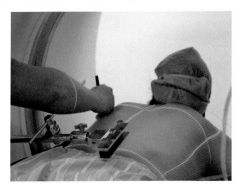

图 4-9　体表投影标记

9. 常规消毒皮肤，穿刺点用 1% 利多卡因局部浸润及肋间神经阻滞麻醉（图 4-10）。

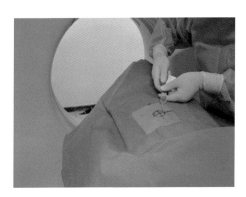

图 4-10　消毒麻醉

10. 用无菌护套将定位架包罩，安放 3D 打印共面模板，连接导航仪数字倾角显示屏（图 4-11）。

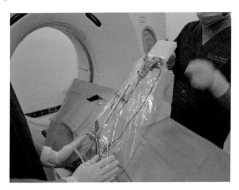

图 4-11　无菌护套包罩定位架

11. 操作导航定位架各部件做上下、前后、左右移动，将 3D-PCPT 移至靶区并固定（图 4-12）。

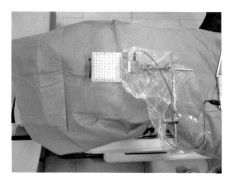

图 4-12　**3D-PCPT 移至穿刺区**

12. 根据 CT 模拟定位给出的进针倾角，先将模板夹上的 X 轴调整为零度（水平位）并固定。再将 Y 轴旋转到 CT 机（GE 机）所标示的倾角度数固定（其他机型需在 CT 机上测量进针倾角），使穿刺针经模板刺入角度与 CT 机所给出的倾角完全一致（图 4-13）。

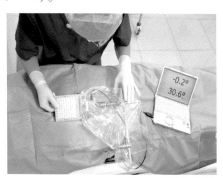

图 4-13　**根据 CT 测量的角度调整模板并固定**

13. 在确定的中心点处用活检针试穿（图 4-14）。

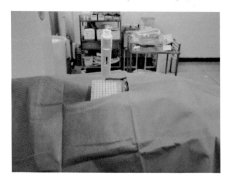

图 4-14　**经 3D-PCPT 试穿活检针**

14. CT 扫描，逐步调整活检针位置至满意，将活检枪调至预定深度的档位，待发状态，击发活检枪，旋转，抽出，检查检出组织是否满意（图4-15，图4-16）。

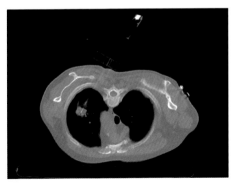

图4-15 CT 扫描，逐步调整活检针位置至满意

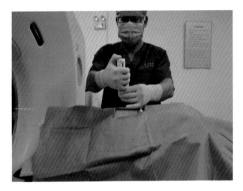

图4-16 将活检枪调至预定深度的档位，击发取检

15. 用细针及无菌滤纸刮取标本，放入10%甲醛水溶液中固定（图4-17）。

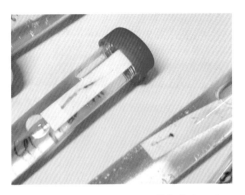

图4-17 刮取标本并用甲醛水溶液固定

16. 处理气胸等并发症。

七、并发症与处理原则

1. 气胸　单针穿刺造成肺组织损伤相对较轻，气胸发生率 16.9%～28% [6-8]。气胸造成肺萎陷 5%～10% 时，可不用处理。肺萎陷 10% 以上，用穿刺针进胸膜腔，外连接单向负压吸引球，连续抽气使肺快速复张。（图 4-18）

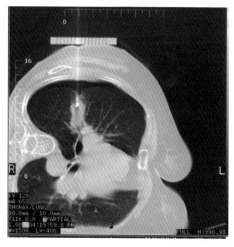

图 4-18　气胸

2. 肺出血　发生率 10%～33% [7]，CT 显示沿针道周围肺组织实变，中心型肺癌发生率高于周围型肺癌。发生原因主要为穿刺损伤肺实质内血管以及刺中瘤体内血管所致。肺出血使用一般止血药静脉滴注 1～2d，无须特殊处理，较大范围肺出血术后可出现 38℃ 左右低热。（图 4-19）

3. 咯血　常为术中或术后少量血痰，30～50ml，中度咯血发生率 5%～6.9% [7-8]，持续 15 分钟左右后逐渐减少，术后 1～3d 停止。常规使用一般止血药静脉滴注 2d，无须特殊处理。大量咯血造成窒息偶见。

4. 胸腔内出血　较为少见，发生率 3% [7]。血胸由穿刺损伤肋间和（或）肺内血管、血液沿针道流入胸膜腔所致。一般出血不足 100ml，CT 扫描仅见肺底有液性区，合并气胸可见小液平。出血量大于 300ml 时，CT 扫描可见明显积血和气液平面。出血量在 500～800ml 时，常因肋间动脉受损，出血迅速，导致有效血容量不足，患者面色苍白、冷汗淋漓、心率加快、血压一过性降低。此时，给予止血药和静脉快速补充以乳酸钠林格液为主的液体，必要时给予羟甲淀粉（代血浆）和升压药（多巴胺）静脉滴注。密切观察血压、心率变化，待生命体征稳定后返回病房。应用常规止血药处理。

5. 空气栓塞是经皮肺活检的罕见并发症 [9]，发生率 0.45% [10]。一旦发生，往往危及生命。穿刺过程中咳嗽、肺部囊性或空洞性病变、正压通气和穿刺针误

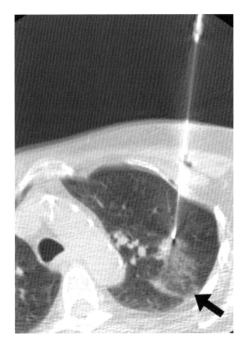

图 4-19　肺内出血

入肺静脉都是气体栓塞的常见诱发因素[11]。在手术期间的实质性出血、下叶的病变和使用较大的活检针可能是经皮 CT 引导肺活检致空气栓塞的危险因素[10]。在推进与拔出针芯或切割时，患者吸气，空气自体外进入针套，再进入肺静脉，继而进入到左心房、左心室（图 4-20）、主动脉（图 4-21），造成空气栓塞，可出现致死性心律失常、心肌梗死（图 4-22）。如造成脑血管空气栓塞（图 4-23）可有癫痫发作、失语、偏瘫、意识丧失、恢复期认知功能障碍等。

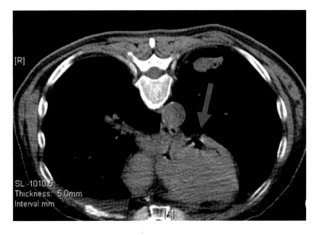

图 4-20　心脏空气栓塞

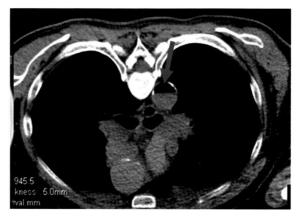

图 4-21 主动脉空气栓塞

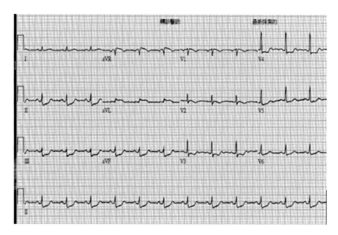

图 4-22 心律失常

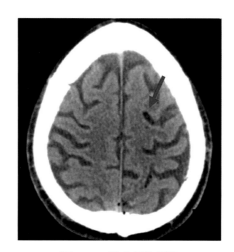

图 4-23 脑内气体梗塞

6. 针道出血　穿刺针刺中肿瘤内小血管，拔出针芯有血涌出。解决方法是退针 1~2cm，静候 5~10min，如无继续出血再拔针。中心型肺癌靶区周围的大血管应在穿刺活检时反复与强化 CT 同一层面对照，以避开大血管，保证患者安全。

7. 针道种植极为罕见，目前文献少有报道。

八、注意事项

1. 对于紧贴肋骨下直径 1cm 左右的小结节，要分别做呼气相和吸气相肿瘤 CT 扫描，观察肿瘤随呼吸时的位置移动，是否在某一时相内居于肋间隙当中。穿刺时利用这一位移，在穿刺针进入胸腔肺组织前，命令患者呼气或吸气末屏气，快速进针达预测深度，即能一针刺中。此时，加模板固定，刺中的结节便停留在肋间隙中不再随呼吸移动，然后再在其中心点位置刺入活检针，取得病理组织。

2. 对于被肋骨遮挡距胸壁有一定距离的肺内小病灶，改用 3D 共面专用活检穿刺模板及两针定位法更有优势。

3. 纵隔内病灶与心脏大血管关系密切，穿刺活检应慎重。病灶较小时常被纵隔结构遮挡，缺少理想的穿刺通道。术前必须进行增强 CT 扫描以明确病灶与心脏大血管的关系。特别在使用自动切割针时，取材时针尖与切割外鞘会迅速向前刺入，有损伤前方组织结构的可能性。选择一次性切割针时，则是针切割外鞘管向前切割，而针尖则预先停在预定取材部位，故较为安全。使用 3D 共面模板及导航定位系统，可使穿刺的准确性和安全性得到很大提高。

第二节　肺小微结节穿刺技术

肺小微结节是直径≤2mm 的肺小结节（图 4-24）和直径≤1mm 肺微小结节（图 4-25）的统称[12-13]。近年来，采用低剂量螺旋 CT 检查使肺结节的检出率达 51%[14]，确诊其性质仍依靠穿刺病理学检查，特别是低于 8mm 的结节因穿刺取材成功率较低，往往需依赖高分辨 CT 影像为诊断提供依据或需临床定期随访。随着固定与三轴直角坐标系定位导航系统、肺结节定位固定技术、3D 打印共面穿刺模板等新技术应用于临床，肺小微结节穿刺活检的成功率与取材的可靠性明显提高。

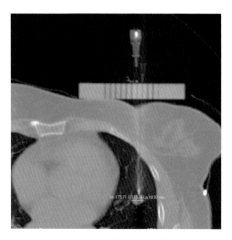

图 4-24　肺小微结节

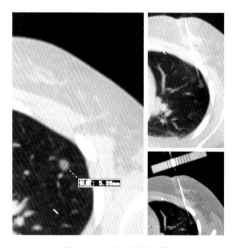

图 4-25　肺小微结节

一、技术路线与流程

（一）技术路线（图 4-26）

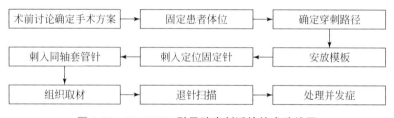

图 4-26　**3D-PCPT 引导肺穿刺活检技术路线图**

（二）技术操作流程

1. 体位固定 将患者摆放成预定手术体位，用负压成形袋固定（图 4-27）。

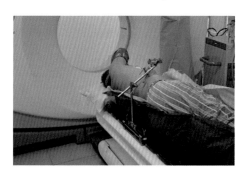

图 4-27 患者体位固定

2. 确定穿刺点及穿刺路径 依照结节最大截面所在 CT 层面、最宽肋间隙、安全有效穿刺通道这三条原则选择穿刺点及穿刺路径（图 4-28）。判定穿刺结节远端是否安全，避免损伤远端的危险器官。

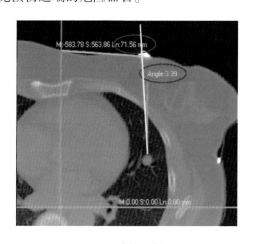

图 4-28 选择穿刺路径

3. 安装穿刺模板、调整位置与角度 依据结节最大截面所在 CT 层面，模拟进针点与中心线位置关系。调整 X 轴、Y 轴角度，使安装好的模板覆盖进针点并固定于预定的进针角度（图 4-29）。

4. 刺入肺组织定位针、同轴套管针 在模拟进针点周边刺入 2 根定位固定针，对结节周边肺组织进行局部固定（图 4-30）。然后，依定位固定针与结节的相对位移距离，校准同轴套管针的穿刺进针点及进针深度。

5. 将同轴套管针推送至预定深度，插入活检枪（图 4-31）。

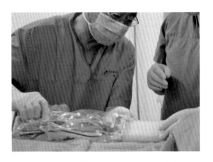

图 4-29　安装 **3D-PCPT** 至穿刺区

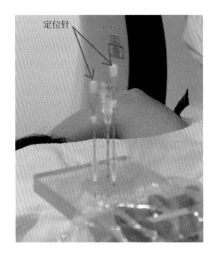

图 4-30　刺入肺组织定位针和同轴套管针

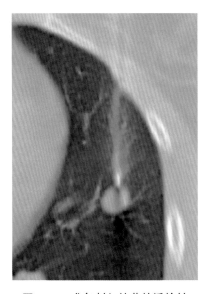

图 4-31　准备刺入结节的活检针

6. 组织取材　使用活检枪进行组织取材，并检查标本情况（图 4-32）。

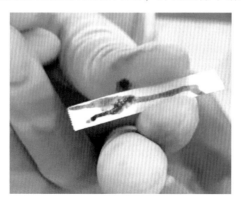

图 4-32　检出的标本

7. 退针扫描　应用间断退针法拔出活检枪及同轴套管针，即每拔出 5mm 停顿 5～10s，之后再拔出 5mm 再停顿，直至针尖退至胸壁内再将针拔出。目的是使少量出血封闭穿刺通路，减少并发症的发生。扫描全肺，观察有无并发症发生，如有及时处理（图 4-33）。

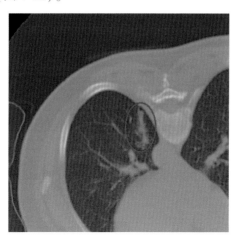

图 4-33　退针后扫描，针道出血

二、注意事项

1. 在穿刺点周边半径 1～2cm 范围内选择进针点。

2. 尽量避免在模拟穿刺点的正头侧或正足侧进针。

3. 在保证安全的前提下，定位固定针穿刺进针深度要达到或略超过结节深度。

4. 注意活检枪的发射长度大于取材长度，活检时合理选择发射长度。

（柴树德　郑广钧　霍小东　霍　彬　张　力）

参 考 文 献

［1］郝捷，陈万青.2012 中国肿瘤登计年报.北京：军事医学科学出版社，2012.

［2］Edelman MJ，Khanwani SL. Advanced non-small cell lung cancer. Curr Treat Options Oncol，2001，2：51-62.

［3］Speicher PJ，Englum BR，Ganapathi AM，et al. Outcomesafter treatment of 17378 patients with locally advanced（T3N0-2）non-small-cell lung cancer. Eur J Cardiothorac Surg，2015，47：636-641.

［4］Gupta S，Sultenfuss M，Romaguera JE，et al. CT-guided percutaneous lung biopsies in patients with haematologic malignancies and undiagnosed pulmonary lesions. Hematol Oncol，2010，28（2）：75-81.

［5］韩艳波，董险峰，张玉卫，等.CT 引导下 3D 打印共面模板肺微小结节穿刺活检术临床应用研究.饮食保健，2016，3（5）：25-27.

［6］Lee HY，Lee IJ. Assessment of independent risk factors of developing pneumothorax during percutaneous core needle lung biopsy：focus on lesion depth. Iran J Radiol，2016，13（4）：30929。

［7］Digumarthy SR，Kovacina B，Otrakji A，et al. Percutaneous CT guided lung biopsy in patients with pulmonary hypertension：Assessment of complications. Eur J Radiol，2015，85（2）：466.

［8］Lee SM，Park CM，Lee KH，et al. C-arm cone-beam CT-guided percutaneous transthoracic needle biopsy of lung nodules：clinical experience in 1108 patients. Radiology，2014，271（1）：291-300.

［9］Sun C，Bian J，Lai S，et al. Systemic air embolism as a complication of CT-guided percutaneous core needle lung biopsy：A case report and review of the literature. Exp Ther Med，2015，10（3）：1157.

［10］Ishii H，Hiraki T，Gobara H，et al. Risk factors for systemic air embolism as a complication of percutaneous CT-guided lung biopsy：multicenter case-control study. Cardiovasc Intervent Radiol，2014，37（5）：1312-1320.

［11］Rahman ZU，Murtaza G，Pourmorteza M，et al. Cardiac arrest as a consequence of air embolism：a case report and literature review. Case Rep Med，2016，2016（3）：1-4.

［12］汤钊猷.现代肿瘤学.上海：复旦大学出版社，2011.

［13］高秀来.人体解剖学.北京：北京大学医学出版社，2009.

［14］陈必桂，宛世聪、吴柳青，等.独立肺小微结节患者的临床诊治分析.中国实用医药，2014，18：1230-1236.

第五章　3D 打印模板引导与肝精准穿刺技术

一、前言

肝占位性病变临床十分常见，因其种类繁多，影像学检查缺乏典型特征性表现，单纯依靠影像学和临床表现无法得到确切诊断[1-2]。肝组织活检是临床诊断的金标准[3]，其目的是通过获取病变部位的液体、细胞或组织，以诊断肝内囊性、炎症性或恶性疾病。同时也可对不明原因引起的肝功能异常进行诊断，对慢性肝病进行炎症和纤维化分级。因此，肝组织活检对肝占位病变的诊断和治疗具有重要的指导意义[4]。临床实践证明，肝组织活检具有安全、简便、痛苦少等优点，并能迅速获得细胞学或组织学结果。

传统的肝组织活检是在影像引导下徒手穿刺，常用的影像引导设备包括：超声、MRI 和 CT 等[5]。超声可实现实时引导穿刺。随着影像学技术进步，穿刺精度需求不断提高，提高穿刺效率和降低并发症是必须解决的难题。如在肝多发性占位性病变中，常合并肝硬化，呈多发小结节样改变，使某些小病灶难以清晰显示；有些病灶位置较深或靠近重要脏器（如胆囊、胆管、胃肠道）或大血管[6]，在穿刺过程中，或者穿刺针在肝内调整位置时，容易发生出血、穿孔等并发症，严重时可危及生命[7-8]。此外，穿刺活检所获得的组织标本有限，如何精准地提取到病变组织标本，尤其是微小病灶，是提高阳性检出率的关键[9]。

近年来，随着 3D 打印技术在医疗领域的应用，3D 打印共面穿刺模板（3D-printing co-planar puncture template，3D-PCPT）联合 CT 引导下的穿刺技术逐渐应用于临床。该技术定位准确，人工设计进针路径，操作简单，对患者创伤小，并发症少。韩艳波等[10]首先报道了 CT 联合 3D 打印共面模板应用于肺小微结节的精准穿刺活检，显著提高了穿刺精准度，大大降低了并发症的发生率。本文将介绍 3D-PCPT 联合 CT 引导下的穿刺技术应用于肝占位病变的精准穿刺活检技术。术前通过 CT 扫描测定病灶与皮肤的距离，模拟合适的进针角度，设计最佳的进针路线。术中安放、调整 3D-PCPT 使导航仪角度与 CT 模拟角度相适应，然后固定模板，锁定穿刺针与穿刺点的位置，然后进行肝组织的精准穿刺（图 5-1）。该技术避免了徒手穿刺的盲目性，减少了相关并发症的发生，提高了肝穿刺的阳性检出率。

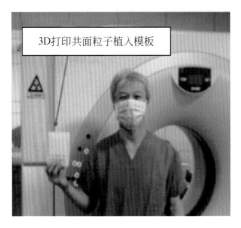
3D打印共面粒子植入模板

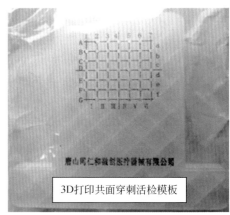
3D打印共面穿刺活检模板

图 5-1　**3D-PCPT**

二、穿刺前患者准备

（一）术前检查

1. 病史　询问有无心脑血管病史、肝炎病史、糖尿病病史等，凝血功能有无异常、是否口服抗凝药物以及患者目前治疗情况。

2. 体格检查　腹壁皮肤有无破溃、感染、静脉曲张，肝脾有无肿大，腹腔内有无移动性浊音等。

3. 化验检查　血型、血常规、尿常规、凝血功能、肝肾功能、电解质、血糖、病毒全项、肿瘤标记物如甲胎蛋白（AFP）、异常凝血酶原（DCP）、岩藻糖苷酶（AFU）、γ-谷氨酰转肽酶同工酶 Ⅱ（GGT-Ⅱ）等。

4. 常规心电图（必要时做超声心动图检查）。

5. 腹部超声　明确肝周围腹水情况、肝肿物位置、体积、大小、血管分布、胆管分布情况等。

6. CT 和 MRI 检查　进行强化 CT 检查，进一步明确诊断，明确肝肿物位置及侵犯周围血管、胆管情况。必要时做 MRI 检查。

（二）术前准备

1. 训练体位及呼吸运动，以取得患者在穿刺过程中的合作。

2. 肝功能或凝血指标有异常者术前要改善，可术前 3 天静滴维生素 K1 及保肝药物；有口服抗凝药物史者至少停药 5 天。

3. 术前常规禁食 12 小时（进行粒子植入、消融等手术时适用；单纯穿刺活检可适当减少禁食时间）。根据穿刺位置，必要时做肠道准备。

4. 必要时术前 12 小时给予抗生素预防感染。

5. 穿刺前 15 分钟给予止血药及镇静剂等。

6. 留置输液针。

7. 签署知情同意书。

（三）手术间准备

3D-PCPT（有穿刺活检型、粒子植入型、各种消融专用模板型等）和导航（固定架和导航仪）、固定装置（平床定位板、负压真空袋、真空负压泵等）、活检穿刺针（可选择不同类型）、一次性手术包、胸腔穿刺引流包、抢救车、心电监护仪、吸氧设备等。

三、适应证

1. 影像学检查发现性质不明的肝占位性病变，需要活检、细胞学检查明确诊断。

2. 肝穿刺活检用于疾病的诊断或鉴别诊断。如肝功能检查异常，病变性质不明者；不明原因的肝大、门静脉高压或黄疸；肝内胆汁淤积的鉴别诊断；慢性肝炎的分级；确诊病毒性肝炎的病因、类型，病情追踪，治疗效果观测及预后的判断等。

四、穿刺技术流程

1. 安放 CT 平床定位板，将定位仪底座置于定位板一侧（图 5-2）。

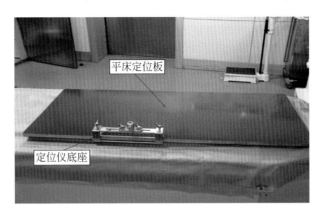

平床定位板

定位仪底座

图 5-2　床板固定与固定架安装

2. 安放负压真空袋，连接真空负压泵（图 5-3）。

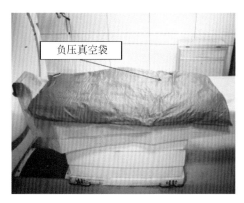
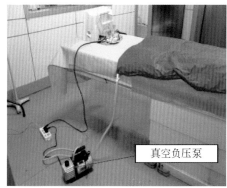

图 5-3　负压真空垫准备和真空泵连接

3. 摆放患者体位。连接心电监护设备，建立静脉通道，酌情吸氧（图 5-4）。

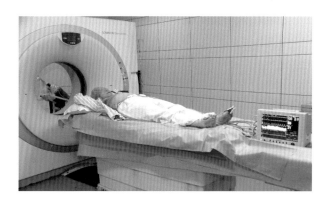

图 5-4　患者体位固定

4. 贴体表定位仪，将负压真空袋与患者紧密贴附以固定患者，开启负压泵抽气，至负压达到 10kPa（图 5-5）。

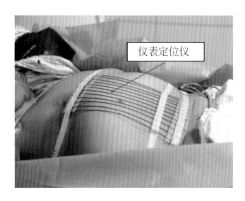
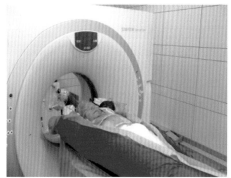

图 5-5　真空垫固定和确定扫描范围

5. 安放固定架和穿刺导航仪，置于预穿刺部位一侧（图 5-6）。

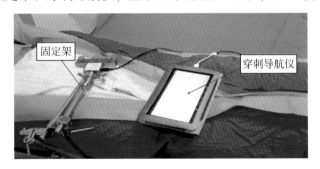

图 5-6　安装导航架和角度仪

6. CT 扫描定位，在 CT 上首选穿刺层面上模拟定位进针点。按"进针三要点"即最大肿瘤截面积、最宽肋间隙、最近且安全的穿刺通道为首选穿刺平面，测量穿刺靶区直径，确定其上下层面数并判断穿刺靶区远端的安全性（图 5-7）。

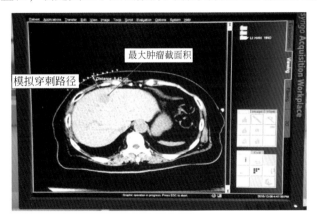

图 5-7　CT 扫描，设计穿刺进针点

7. 在 CT 首选穿刺层面上模拟定位进针点和进针倾角（图 5-8）。

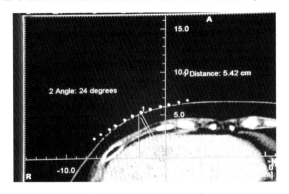

图 5-8　标记皮肤进针点

8. 将 CT 十字光标线定格在首选穿刺层面，并于患者皮肤上标记穿刺点（图 5-9）。

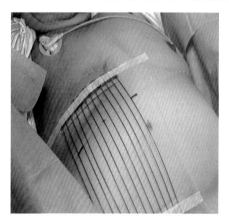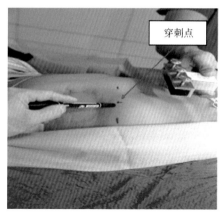

图 5-9　利用激光线标记皮肤进针点

9. 打开穿刺包，常规消毒术区皮肤、铺无菌洞巾。用无菌护套将定位架包罩并安装 3D-PCPT 及连接数字显示倾角传感显示屏。穿刺处路径用 1% 利多卡因局部浸润麻醉（图 5-10）。

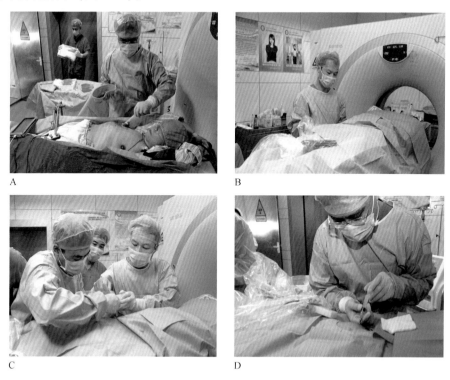

图 5-10　消毒、铺巾和局部麻醉

A. 打开穿刺包，常规消毒术区皮肤，铺无菌洞巾；B~C. 用无菌护套将定位架包罩并安装 3D-PCPT 及连接数字显示倾角传感显示屏；D. 穿刺处路径用 1% 利多卡因局部浸润麻醉

10. 定位架上下、前后、左右移动，将模板移至靶区并固定。根据 CT 模拟定位给出的进针倾角，将模板夹上 X 轴调整为 0 度并固定，再将 Y 轴调整至 CT 首选穿刺层面上的模拟进针倾角度数并固定（图 5-11）。

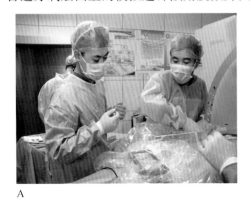
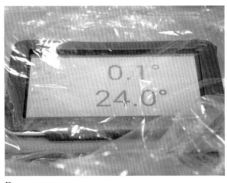

A   B

图 5-11　利用角度仪调整模板角度和方向

A. 定位架上下、前后、左右移动，将模板移至靶区并固定。B. 根据 CT 模拟定位给出的进针倾角，将模板夹上 X 轴调整为 0 度并固定，再将 Y 轴调整至 CT 首选穿刺层面上的模拟进针倾角度数并固定。

11. 选择在模拟进针点周边的 0.5cm 处经模板置入定位固定针，以尽量减少或避免肝内病灶随呼吸幅度变化而发生位移（定位固定针尽量避免穿入病灶内）（图 5-12）。

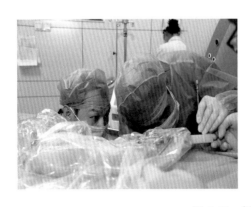
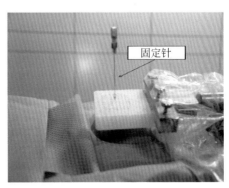

固定针

图 5-12　插植固定针

12. 再次 CT 扫描，根据扫描图像确定固定针与拟穿刺病灶的位置关系，据此再确定穿刺针（或同轴套管穿刺针）进针点位置及进针深度，进行穿刺（图 5-13）。

13. 行 CT 扫描，确认穿刺针到达预定位置后进行活检或其他治疗性操作（图 5-14）。在保障安全的前提下，取材时尽量贯穿整个肿瘤，以便在病理上确定取材的准确性。

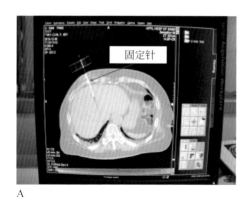
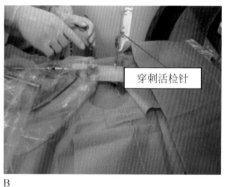

A   B

图 5-13　**CT 扫描显示进针角度和方向**

A. 根据扫描图像确定固定针与拟穿刺病灶的位置关系。

B. 确定穿刺针（或同轴套管穿刺针）进针点位置及进针深度，进行穿刺

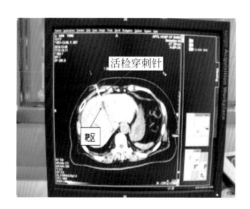
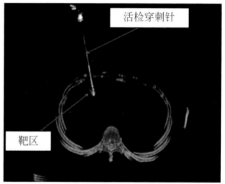

图 5-14　**插植固定针和穿刺针**

14. 取材后拔出穿刺针。检查穿刺组织是否符合要求，若组织量少，可再次穿刺活检。将组织涂片常规送细胞学检查及组织病理学检查（图 5-15）。

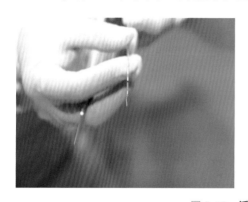
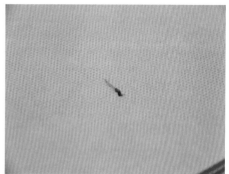

图 5-15　**活检和取材**

15. 穿刺针孔处用无菌敷料加压包扎，再次 CT 扫描，观察有无出血、气胸等并发症发生。

16. 3D-PCPT 模板引导肝穿刺活检技术路线如图 5-16 所示。

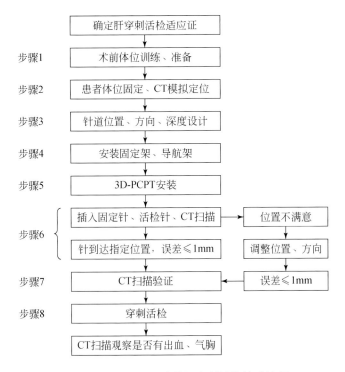

图 5-16　**3D-PCPT 引导肝穿刺活检技术流程**

五、并发症和处理原则

（一）出血

经皮肝穿刺术最主要也是最严重的并发症是出血，表现为肝内针道、肝包膜下、胆道、腹腔内出血。出血原因与部分患者凝血机制障碍、穿刺次数过多及穿刺路径经过较粗的血管有关。术前完善各项检查，行 B 超检查明确穿刺病灶与周围血管关系，多可避免出血并发症。如出血量较少，可用止血剂、少量补液及沿穿刺位置行针对性压迫止血。如出血量较大，应积极给予输血、输液、抗休克等治疗。必要时手术或者介入干预。

（二）胆汁性腹膜炎

较少见，但很严重。多因穿刺针划破高度胆汁淤积的肝，或刺中因肝萎缩变形而移位的胆囊引起。如果穿刺针指向剑突下前腹壁，则不易刺破胆囊或胆管。

若症状较轻，可禁饮食，抗炎，给予静脉营养。麻痹性肠梗阻时需胃肠减压。如症状较严重，考虑手术治疗。

（三）迷走神经损伤

表现为头晕、胸闷、心率变化、血压降低和面色苍白、出冷汗、恶心、呕吐等，与患者精神紧张或穿刺针损伤膈肌有关。术前应向患者解释手术的过程，术后进行心理护理。对精神过度紧张者可考虑于术前使用全麻预防血管迷走神经事件发生。迷走神经损伤患者，一般可给予肌肉注射山莨菪碱注射液（654-2）10mg 并吸氧，症状多能在短时间内缓解。

（四）气胸和胸膜反应

如果穿刺点太高，或肺气肿致肺肝界下降，可刺破肺造成气胸。在第 8 ~ 9 肋间穿刺是比较安全的位置。术前教育患者进行"三不"训练，即不猛呼吸，不咳嗽，不打喷嚏，可有效防止此类并发症发生。一般情况下，经皮肝穿刺引起的气胸，肺压缩程度<30%，卧床休息，给予氧气吸入，气体多能自行吸收，无须特殊处理。憋喘严重时或肺压缩>30%时，可留置负压引流管。胸膜反应则较多见，表现为胸腔少量积液，2 ~ 3 天即可消失。

（五）局部疼痛

是肝穿刺最常见的并发症，但大多轻微。疼痛部位多在穿刺局部，亦有放射到右肩者，持续时间较短。必要时给予止痛药。

（六）腹水外溢

更换敷料或应用弹性绷带加压包扎，防止腹腔感染。

（七）感染

操作时严格消毒，一般不会发生感染。术前及术后应预防性应用抗生素。

（八）刺伤或划破其他内脏器官

如形成肝动脉-门静脉瘘等，多因穿刺点选择过高或过低，或遇移位的脏器。如术前做 B 超检查，明确肝与其周围脏器的位置关系，即可避免。

（九）针道种植转移

一般少见。避免反复在瘤体内穿刺可有效预防针道种植转移。

六、注意事项

1. 病灶有坏死及出血，或周围有炎症反应时，应选择穿刺病灶实性部分，并尽可能多次多点穿刺。遇肝肿块血供较丰富，或比较表浅的肿块，穿刺路径应经过一定厚度的正常肝组织，以避免大出血。

2. 肝大、肿块突出于肝表面、重度黄疸、长期胆汁淤积是造成出血的主要原因，肝穿刺应慎重。

3. 术前完善各项检查，尤其是凝血功能及肝功能检查。常规行超声检查。

4. 避免在同一部位多次穿刺，如遇穿刺困难需调整穿刺角度时，尽量在肝内小范围小角度调整，避免多次进出肝包膜，减少肝包膜损伤。

（牛洪欣　张开贤）

参 考 文 献

［1］孙一欣，程文，杨洪艳，等．超声造影对提高肝多发占位穿刺活检的应用价值．中国临床医学影像杂志，2013，24（5）：325-327.

［2］Saloura EA，Bizimi V，Theodoropoulos E，et al. Focal hepatic lesion ultrasound-guided biopsies. Med Ultrason，2010，12（4）：295-299.

［3］中华医学会传染病与寄生虫病学分会，肝病学分会联合修订．病毒性肝炎防治方案．中华内科杂志，2001，40（1）：62-68.

［4］张瑶，王丽萍，罗艳，等．超声引导下肝穿刺活检并发症探讨与研究．中国医药导报，2013，10（2）：94-96.

［5］刘晶晶，陈克敏．CT 引导下经皮穿刺活检术在体部小病灶中的应用价值．诊断学理论与实践，2015，14（3）：275-278.

［6］魏玺，李莹，张晟，等．超声造影引导经皮穿刺活检在肿瘤诊断中的应用．国际医学放射学杂志，2013，36（2）：149-151.

［7］De Man RA，van Buuren HR，Hop WC. A randomised study on the efficacy and safety of an automated Tru- Cut needle for percutaneous liver biopsy. Netherlands J Med，2005，62（11）：441-445.

［8］余松远，邓远，屈亚莉，等．超声引导肝穿刺活检并发症及处理对策．中华超声影像学杂志，2011，20（6）：496-498.

［9］刘友员，程志刚．超声造影在肝占位性病变穿刺活检中的应用．中国介入影像与治疗学，2010，7（2）：174-176.

［10］韩艳波，董险峰，张玉卫，等．CT 引导下 3D 打印共面模板肺微小结节穿刺活检术临床应用研究．饮食保健，2016，3（5）：25-27.

第六章　3D打印模板引导与胰腺精准穿刺技术

一、前言

胰腺癌是消化系统中常见的恶性肿瘤之一，发病呈快速上升趋势，预后差。根据2016年我国癌症统计数据，胰腺癌发病率不高，但致死率居所有恶性肿瘤第6位[1]。胰腺位于后腹膜，周围解剖结构隐蔽，早期发现困难，诊断时基本处于局部晚期或者晚期，手术切除率低。国内外研究表明，约25%患者在确诊时为局部晚期，60%确诊时已发生远处转移，中位生存期为6～9个月，手术切除仅15%，中位生存期15个月，5年生存率5%[2]。

胰腺周围包绕许多正常组织器官，如胃、十二指肠、肾、结肠等，穿刺活检诊断比较困难。传统胰腺癌穿刺活检是通过超声或CT引导下徒手进行的[3-4]，此种方法缺点在于：①高度依赖个人经验，随意性较强；②穿刺针往往经过胃、肠管等重要器官；③穿刺操作难度大，风险大，难以普及推广[5]。

伴随3D打印技术进步[6]，利用计算机、数字化影像处理，设计出平面引导模板，简称3D打印共面穿刺模板（3D-printing co-planar puncture template，3D-PCPT）[7-8]，可以很好地辅助穿刺活检。3D-PCPT辅助穿刺活检优势：①可实现精确术前针道设计，保持针道不易偏移；②大大简化操作难度，易于短期培训后掌握；③穿刺精度大幅度提高，安全性明显提高。

二、穿刺前患者准备

（一）病情评估

患者病情评估包括：身体一般状况检查、影像学检查和生物化学检查等。患者一般状况检查包括：KPS评分或ECOG评分，心率、血压、体温、呼吸和脉搏测定等，合并疼痛患者应提供疼痛评分（VAS）。

影像学检查：腹部强化CT扫描，MRI强化扫描，胸片和腹部超声等，条件允许者建议做PET-CT检查[9]。

生物化学检查：术前血液学检查包括血常规、术前凝血功能检查、术前免疫学及感染检查、肝肾功能、肿瘤标记物检查（CA-199和CEA等）。

（二）穿刺前的预评估

术前评估包括：患者体位固定、进针路径、穿刺角度、方向、深度选择；肿瘤病灶区内是否有坏死区域，是否合并胰腺炎或者囊肿，病灶附近是否有血管、胃、十二指肠和胰腺内胰管走行等[5]；穿刺时可能出现的意外及应急预案。

（三）术前肠道充分准备

术前 24h 禁食，术前 6h 清洁灌肠，术前 2h 持续泵入生长抑素等抑制胰酶分泌的药物，术前排空大小便[7]。

（四）患者术前体位训练

护士指导患者进行体位训练，体位设计时兼顾患者舒适性和医生的可操作性。

（五）其他术前准备

包括造影剂过敏试验、镇痛、镇咳等。

三、适应证

胰腺占位穿刺活检适应证包括：①影像学检查能清晰显示胰腺肿物；②胰腺占位，预计生存期 3 个月以上；③有安全穿刺路径，没有较大血管遮挡；④身体一般状况较好，可以耐受穿刺；⑤没有发烧、感染、黄染等严重并发症。

四、胰腺穿刺技术流程

（一）操作流程

1. 患者体位固定　根据进针路径选择不同体位。如仰卧位，双手置于体侧，真空负压垫固定（图 6-1）。

2. CT 扫描确定皮肤进针点　CT 强化扫描，对图像进行逐层分析，确定最佳穿刺位置（图 6-2）。一般选择进针点原则：肿瘤最大直径层面，距离最短原则；同时也要考虑穿刺路径上是否有肠管、血管以及其他危及器官。之后利用 CT 图像层面上的坐标系统，将穿刺点投射到皮肤表面。

3. 消毒、铺巾、局麻　常规消毒，铺巾。采用局部麻醉即可。

4. 安装固定架、导航架和模板　安装固定架。注意避免真空垫对固定架的干扰，兼顾模板位置与固定架距离，确保穿刺进针点能够落在模板中心。之后消

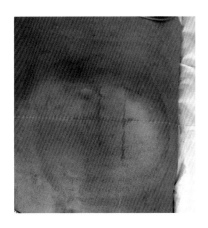

图 6-1　利用真空垫固定患者体位，利用激光线体表标记

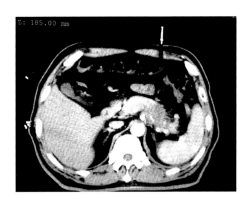

图 6-2　CT 扫描选择皮肤表面进针点

毒固定架和导航架，安装模板。利用激光灯校准模板位置（图6-3 和图6-4），利用角度仪调整模板 Z 轴角度（图6-5）。

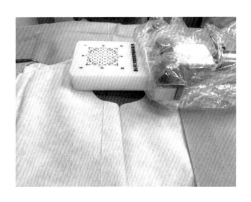

图 6-3　安装固定导航系统和模板

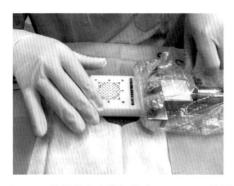

图 6-4　利用激光定位灯校准 **3D-PCPT** 位置

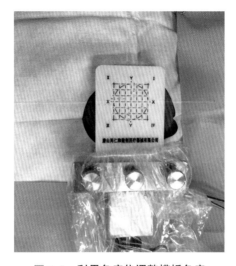

图 6-5　利用角度仪调整模板角度

5. 插入穿刺针　在 3D-PCPT 引导下，将穿刺针抵达皮肤表面或进入人体 2～3cm，再次扫描，观察针尖延长线走行方向（图 6-6，图 6-7）。测量进针深度，记录在案，并继续穿刺进针到达指定位置（图 6-8）。

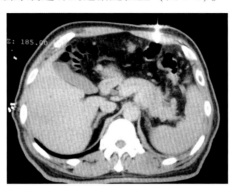

图 6-6　**CT 扫描确定针道方向**

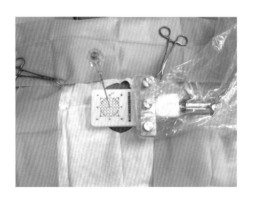

图 6-7　插入穿刺针，进入人体 2 ~ 3cm

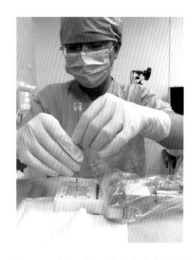

图 6-8　插入穿刺针到达指定位置

6. CT 扫描确定针尖位置　再次 CT 扫描，观察针尖是否到达指定位置，预留安全穿刺距离（图 6-9）。

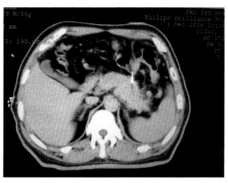

图 6-9　CT 扫描验证穿刺针是否到达指定位置

7. 提取针芯 提出针芯,观察是否有出血或胰液流出,如果没有说明针尖不在血管内或者胰管内,可以安全取材(图6-10)。

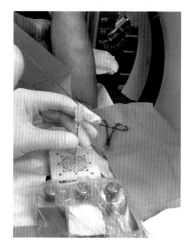

图 6-10 提出针芯,观察 1~2 分钟

8. 活检和退针 利用活检枪取材,针尖安全距离 1.5~2cm。关键点在于观察好针尖前方是否有大血管、胰管,控制好取材安全距离(图6-11)。取材后针芯回归针内,之后再退针,减少出血机会。

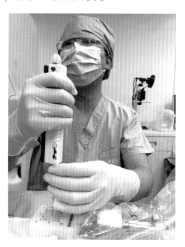

图 6-11 利用活检枪取材

9. CT 扫描观察是否有出血 术后再次扫描 CT,观察是否有出血。伤口加压包扎(图6-12)。

(二) 胰腺癌穿刺活检技术路线

胰腺癌穿刺活检的技术路线见图6-13。

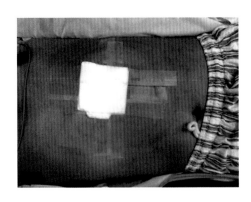

图 6-12　术后伤口加压包扎

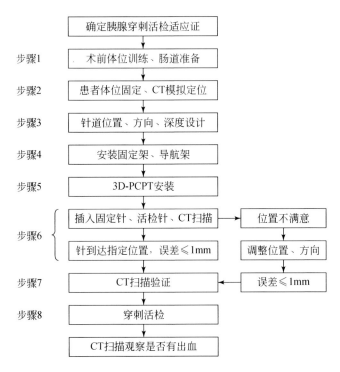

图 6-13　**3D-PCPT 辅助胰腺癌穿刺活检技术线路图**

五、并发症与处理原则

(一) 出血

如果肿瘤包绕腹腔干、肝动脉、肠系膜上动动脉时，穿刺可能导致出血（特别是旋转进针时），此时不要惊慌，缓慢退针 0.5 cm，等待 0.5 ~ 1 分钟后出血多可自行停止。术后上腹部加压，应用止血药物，观察血压、脉搏等生命体征的变化。

（二）肠道穿孔

少见，经胃和小肠穿刺一般不会穿孔。如果旋转进针、来回调针等均可导致肠道穿孔，应及时请外科会诊，禁食、引流等。

（三）胰腺炎、胰瘘

少见，主要原因是穿刺损伤胰管所致。如果术后出现严重腹痛，查体提示腹膜炎体征，血淀粉酶升高，应考虑胰腺炎的可能。应尽可能在肿瘤内部穿刺，避免损伤胰管，出现胰腺炎、胰瘘后应及时引流，应用抑制胰酶分泌的药物。

六、注意事项

胰腺穿刺时需注意：

1. 尽可能使用钝头活检针，减少对胃肠道和血管的损伤。

2. 如果肿瘤包绕腹腔干或肠系膜上动静脉，由于共面模板引导穿刺不能改变进针方向，可以避开被血管包绕的层面，选择进针点。

3. 胰腺肿瘤常伴有内部液化坏死和囊性变，取材时避开这些部位，选择强化明显部位进行取材。

4. 经胃和小肠穿刺通常是安全的，原则上不经过结肠，但是在肠道充分准备的前提下，也可以经过结肠穿刺。

5. 当胰头癌合并梗阻性黄疸时，宜先行 PTCD 引流或置入胆道支架，缓解黄疸症状，改善肝功能，减轻水肿，然后再考虑穿刺活检。

（张开贤　王俊杰）

参 考 文 献

［1］Chen W, Zheng R, Baade PD, et al. Cancer statistics in China, 2015. CA Cancer J Clin, 2016, 66 (2)：115-132.

［2］中国临床肿瘤学会胰腺癌专家委员会. 胰腺癌综合诊治中国专家共识（2014 年版）. 临床肿瘤学杂志, 2014, 4：358-370.

［3］王小玮, 高军, 任艳, 等. 胰腺细针穿刺活检组织 K-ras 突变检测的诊断价值. 中华胰腺病杂志, 2010, 10 (5)：329-331.

［4］Seicean A, Gheorghiu M, Zaharia T, et al. Performance of the standard 22G needle for endoscopic ultrasound-guided tissue core biopsy in pancreatic cancer. J Gastrointestin Liver Dis, 2016, 25 (2)：213-218.

［5］俞炎平，江海涛，姚征，等．CT 引导下经皮胰腺穿刺活检和组织间植入治疗的径路及安全性．中华肿瘤杂志，2013，35（8）：608-612.

［6］吉喆，姜玉良，郭福新，等．3D 打印模板联合 CT 引导下放射性粒子植入治疗椎旁/腹膜后恶性肿瘤的剂量学验证观察．中华医学杂志，2017，97（13）：996-1000.

［7］王俊杰，柴树德，郑广钧，等．3D 打印模板辅助 CT 引导放射性 [125]I 粒子植入治疗肿瘤专家共识．中华放射医学与防护杂志，2017，37（3）：161-170.

［8］姜玉良，李宾，吉喆，等．3D 打印个体化非共面模板辅助粒子植入时定位与复位误差研究．中华放射医学与防护杂志，2016，36（12）：913-916.

［9］隗功华，孙晓光，刘建军，等．18F-FDG PET/CT 在胰腺癌诊断中的价值．中华核医学与分子影像杂志，2009，29（1）：23-26.

第七章　3D 打印模板引导与脊柱精准穿刺技术

一、前言

脊柱是肿瘤骨转移最常见的部位，而转移瘤在所有脊柱肿瘤中最为常见[1]。70% 肿瘤患者死亡尸检中发现转移瘤，3/4 转移瘤来自乳腺、前列腺、肺或血液系统。转移瘤发生率在颈椎、胸椎、腰椎逐渐增加[2]。虽然脊柱转移瘤以腰椎最为多见，但由于胸椎椎管的管径相对较小，脊髓受压可能性更大[3]。

脊柱肿瘤包括两大类：脊柱原发肿瘤和转移瘤，常见有 50～60 种，最常见也有 10 余种。脊柱原发肿瘤常见类别包括：脊索瘤、骨巨细胞瘤、骨母细胞瘤、血管瘤、骨髓瘤、动脉瘤样骨囊肿、骨样骨瘤、神经纤维瘤、神经鞘瘤、软骨肉瘤、尤文肉瘤等。脊柱转移瘤常见类别包括：肺癌、乳腺癌、甲状腺癌、肾癌、前列腺癌等。

脊柱肿瘤的正确诊断是科学合理治疗的先决条件。脊柱肿瘤与脊柱结核、感染容易混淆。诊断常需要结合临床、影像学和病理学资料。影像学诊断正确率仅 70%[4-6]。

北医三院开展 CT 引导下穿刺活检 20 多年，临床诊断准确率 85%～94%（不同的病理类型）[4]。一般穿刺活检在门诊完成，无须住院；一般穿刺需要 30 分钟；病理报告 5～7 天；整个过程耗时 7～10 天。

CT 引导下经皮脊柱病变穿刺活检术是一种在 CT 监视下对脊柱各部位目标病灶（靶病灶）经皮穿刺取得病理标本而最终获得病理诊断的介入技术，其优点包括：操作简便，对正常组织损伤小，出血少，较安全，感染概率小，大多数病变可在门诊进行。局部麻醉即可。

二、患者术前准备

（一）术前患者一般状况评估

术前患者一般检查包括：生命体征检查，包括血压、体温、呼吸、脉搏。患者身体一般状况评分，包括 KPS 评分或 ECOG 评分。如果合并疼痛患者需要进行疼痛评分。

（二）术前影像学检查

术前影像学检查包括：CT、MRI 或者 PET-CT 等，以确定穿刺部位肿瘤大小、位置，以及与周围血管、脊髓、神经、肠管等的关系。初步设计患者体位及穿刺路径，选取适当的穿刺器械、制备 3D 打印模板等（图 7-1，图 7-2）。

（三）术前生物化学检查

术前血液学检查包括：血常规、术前凝血、术前免疫学及感染检查、肝肾功能等。

三、适应证

脊柱病变穿刺活检的适应证包括：①脊柱影像学诊断恶性肿瘤；②恶性肿瘤患者治疗前需要获取病理者；③既往有肿瘤史患者，影像学显示椎体占位，可疑椎体转移者；④患者可以耐受穿刺，有穿刺路径。

四、技术流程

（一）脊柱占位穿刺技术流程

1. 术前患者体位固定　根据疾病部位选择合适体位，兼顾患者舒适性和操作者便利性。体位包括：仰卧、俯卧和侧卧位等。选取好体位后，利用真空垫固定，确保穿刺过程中患者体位无变化（图 7-1）。

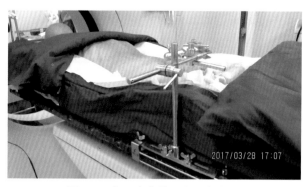

图 7-1　负压真空垫固定患者体位

2. CT 强化扫描，确定进针点　根据 CT 扫描图像，分析、选择穿刺部位。利用 CT 图像上坐标系统，将目标穿刺点做一条 Y 轴平行线到皮肤表面，通过激光定位灯进行标记，即标记皮肤进针点。如果穿刺路径上有危及器官或者最佳穿刺点需要一定角度进针时，将穿刺点直接拉一条直线到皮肤表面，将皮肤表面进针点垂直 X 轴做一条直线，两条直线形成的角度即为模板倾斜角（Z 轴）。进针点选择原则：①针道路径最短；②针道路径上没有血管、神经、气管等危及器官；③肿瘤合并液化、坏死时应尽量避开；④取带有一定骨结构的病灶，否则肿瘤组织不易被取出（图 7-2）。

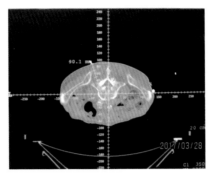

图 7-2　CT 扫描，确定肿瘤穿刺进针点和针道

3. 固定架和导航架安装　安装固定架，兼顾穿刺部位距离，避免固定架与真空垫相互干扰。之后放置导航架，消毒。之后再安装 3D-PCPT。利用激光灯十字线与模板坐标系 X、Y 轴吻合，利用角度仪调整模板角度，使之完全与术前计划相吻合。（图 7-3 ~ 图 7-5）。

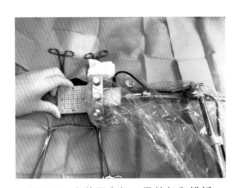

图 7-3　安装固定架、导航架和模板

4. 穿刺点消毒、铺巾　常规消毒和铺巾，局部浸润麻醉至骨面（小儿患者需全身麻醉）。

5. 插入穿刺针　穿刺针插入模板目标针孔，穿刺针穿刺进入人体 2 ~ 3cm，或者抵触在皮肤表面。CT 扫描确定穿刺针伪影方向是否与术前计划设计路径一致（图 7-6，图 7-7）。

6. CT 扫描确认针的位置　如果一直继续进针到达肿瘤周边，应 CT 扫描观察预计穿刺组织长度是否足够。如果不够，继续进针到达指定位置（图 7-8，图 7-9）。针尖穿透骨质，旋转手柄外套继续向下旋切组织。提取针芯，用测量杆测

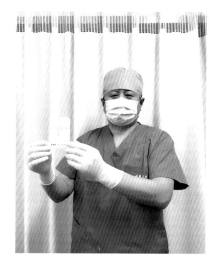

图 7-4　专门用于骨穿刺活检的 **3D** 骨穿刺模板

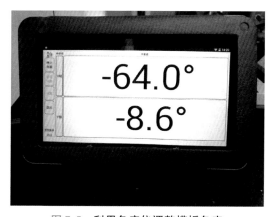

图 7-5　利用角度仪调整模板角度

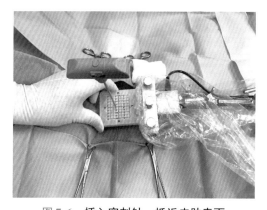

图 7-6　插入穿刺针，抵近皮肤表面

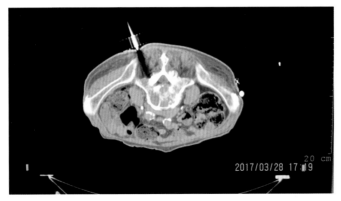

图 7-7　CT 扫描确认穿刺针位置与针道方向

量样本长度（图 7-10），观察活检组织深度是否符合要求。插入固定夹固定样本（图 7-11），快速旋转 72°后离断组织基底部，取出高质量组织样本（图 7-12）。

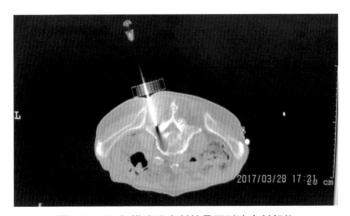

图 7-8　CT 扫描确认穿刺针是否到达穿刺部位

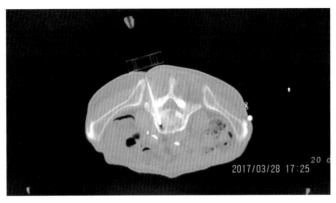

图 7-9　CT 扫描显示针尖位置到达指定位置

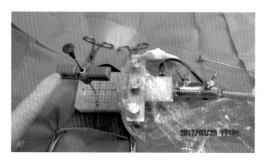

图 7-10　测量杆测量组织长度

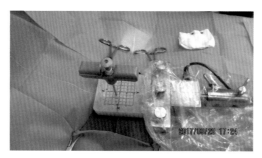

图 7-11　固定夹固定样本

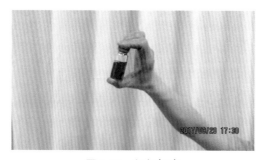

图 7-12　组织标本

（二）3D-PCPT 引导脊柱肿瘤穿刺活检技术路线

推荐的 3D-PCPT 引导脊柱肿瘤穿刺活检技术路线如图 7-13 所示。

五、并发症与处理原则

（一）低血糖

表现为穿刺过程中，患者突然出现低血糖症状。处理原则：纠正低血糖及对症处理。

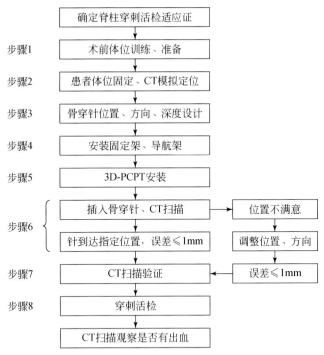

图7-13 **3D-PCPT引导脊柱穿刺活检技术路线图**

（二）血胸

穿刺过程中CT扫描发现突然的胸腔大量积液伴积液侧胸部剧烈疼痛。处理原则：止血治疗，必要时升压治疗。立即请外科或相关科室会诊。

（三）气胸

穿刺过程中CT扫描发现气体进入胸膜腔。处理原则：按气胸量决定处理方式，遵循规范的气胸处理原则处理。穿刺口局部渗血：用消毒纱布按压，加压止血[11]。

（四）恶心和呕吐

很少发生。如果出现，对症处理，应用支持疗法，适当应用止吐药。

六、注意事项

手术全程严格执行无菌操作原则，手术全程应用生命体征心电监护设备。

（郭福新 王俊杰 姜 亮）

参 考 文 献

［1］ Bartels RH，van der Linden YM，van der Graaf WT. Spinal extradural metastasis：review of current treatment options. Ca Cancer J Clin，2008，58（4）：245-259.

［2］ Boehling NS，Grosshans DR，Allen PK，et al. Vertebral compression fracture risk after stereotactic body radiotherapy for spinal metastases：clinical article. J Neurosurg Spine，2012，16（4）：379-386.

［3］ Kaloostian PE，Yurter A，Zadnik PL，et al. Currentparadigms for metastatic spinal disease：an evidence-based review. Ann Surg Oncol，2014，21（1）：248-262.

［4］ 刘晓光.CT引导下穿刺活检在脊柱肿瘤诊疗中的应用及相关研究. 北京医科大学 北京大学 2000 年度学位论文.［2017-03-16］. http：//d. g. wanfangdata. com. cn/Thesis_ Y335186. aspx

［5］ 龙平秋，刘育鹏. 转移性骨肿瘤的 X 线、CT 诊断与鉴别诊断. 中华现代影像学杂志，2007，4（6）：56-72.

［6］ 龚光文，开盛，李小平，等. 低场磁共振在脊柱转移性肿瘤诊断中的应用评价. 中华现代影像学杂志，2008（1）：35-43.

［7］ 王国文，韩秀鑫，马育林，等. 射频消融辅助椎体次全切除术在脊柱转移瘤中的应用. 中华骨科杂志，2011，31（9）：938-943.

［8］ 朱丽红，王俊杰，袁惠书，等. 转移及复发性骨肿瘤的放射性^{125}I粒子植入治疗初探. 中华放射肿瘤学杂志，2006，15（5）：407-410.

［9］ 王东，聂远，蒋代国. 椎间孔镜下射频消融治疗椎旁骨转移瘤患者顽固性疼痛的疗效观察. 中华医学杂志，2013，93（29）：2321-2323.

［10］ 吴启秋. 液氮冷冻在脊柱肿瘤手术中的应用. 中华外科杂志，1993，31（2）：85-87.

［11］ 刘晓光，党耕町，刘忠军，等. 脊柱肿瘤术前穿刺活检的价值. 北京大学学报医学版，2002，34（6）：660-663.

第八章　3D 打印模板引导与前列腺精准穿刺技术

一、前言

前列腺癌在欧美国家居男性恶性肿瘤发病率的首位，致死率居第 2 位[1]。在我国，前列腺癌的发病率呈逐年上升趋势，1993 年我国肿瘤登记地区前列腺癌发生率为 1.71/10 万人，1997 年发生率为 2.0/10 万人，2000 年为 4.55/10 万人，2012 年升高至 9.22/10 万人，列男性恶性肿瘤发病率的第 6 位。前列腺癌早期诊断和筛查是极为重要的，目前国内各地区水平差异较大，部分医生对前列腺癌缺乏足够认识，同时缺乏规范有效的诊断和治疗标准，导致许多患者无法得到及时诊断和治疗。

前列腺穿刺活检仍然是诊断前列腺癌的金标准[2]，但是穿刺方法较多，对于晚期前列腺癌各种穿刺手段均可以明确前列腺癌诊断，但对于早期前列腺癌穿刺阳性率不尽如人意[3]，目前直肠双平面超声引导的经会阴模板辅助前列腺穿刺诊断技术应用于前列腺癌诊断，使越来越多的前列腺癌患者得到早期诊断和及时治疗[3]。该技术是通过前列腺模板、经直肠双平面超声引导，将穿刺针准确穿刺至指定位置，操作医生通过影像引导，使穿刺更加精准。3D 打印技术是一种新兴的快速成型技术，是以数据设计文件为基础，将材料逐层沉积或黏合以构造成三维物体的技术。3D 打印已越来越多地应用到医疗领域。目前 3D 打印技术个体化定制的前列腺模板已在临床使用（图 8-1 ～图 8-3）。

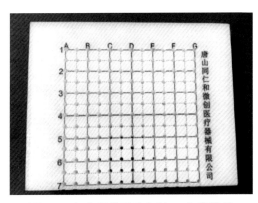

图 8-1　经会阴前列腺穿刺 3D 打印模板

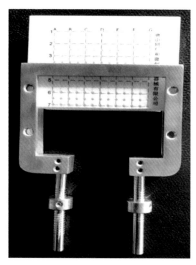

图 8-2　经会阴前列腺穿刺 3D 打印模板插入固定架

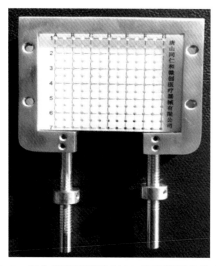

图 8-3　经会阴前列腺穿刺 3D 打印模板组装完成

二、患者准备

所有患者均需详细了解病史，行全面体格检查及血常规、尿常规、凝血功能和肝肾功能检查，拍摄胸部 X 线片，进行血清 PSA 检查。

MRI 是目前前列腺癌最标准的影像学检查方法，通过 MRI 可评估临床分期，与超声定位相融合可指导穿刺[4]。

经会阴前列腺穿刺一般不需要预防性应用抗生素[5-7]。穿刺前肠道准备时，开塞露和口服缓泻剂可代替灌肠。对于有心脑血管疾病以及长期口服抗凝或抗血小板药物患者，围术期应综合评估出血、心脑血管疾病风险。尽管有前瞻性研究结果表明，前列腺穿刺时不停用小剂量阿司匹林并不增加出血风险，但多数学者仍建议围术期停用抗凝及抗血小板药物[8]。

经会阴前列腺穿刺可选择的麻醉方式包括：①局部麻醉联合前列腺周围神经阻滞；②腰麻；③硬脊膜外麻醉；④腰-硬联合麻醉；⑤全身麻醉。根据患者身体状态和对疼痛的耐受程度选择麻醉方式[9-11]。随着舒适化医疗的发展，更多患者选择无痛性诊疗，故推荐静脉强化加前列腺周围神经阻滞麻醉。

虽然经会阴穿刺已经广泛应用于临床，但仍有如下禁忌证：

1. 严重直肠以及肛周疾患。
2. 会阴部严重感染。
3. 急性前列腺炎。
4. 严重的出血、凝血机制障碍。
5. 严重心肺功能障碍，不能耐受手术者。

三、适应证

目前，根据国内专家共识，认为国内患者行前列腺穿刺适应证为：①直肠指诊发现前列腺结节，不管任何 PSA 值均需要行前列腺穿刺活检；②常规超声、CT 或 MRI 检查时发现异常影像，不管任何 PSA 值均需要行前列腺活检；③如果 PSA>10ng/ml，不管任何 f/t PSA 和 PSAD 值均需要行前列腺活检；④如果 PSA 4～10ng/ml，若 f/t PSA 异常或 PSAD 值异常均需要行前列腺穿刺活检[12]。

研究结果表明，10 针以上穿刺诊断阳性率明显高于 10 针以下，且不增加并发症，饱和穿刺前列腺癌效果较传统穿刺效果好，并未增加并发症发生率[13]。

模板引导定位系统提高了精准度，可以对 MRI 影像高度可疑点进行精准穿刺，使前列腺癌检出率更高。推荐对可疑前列腺癌患者行经直肠超声引导经会阴模板辅助前列腺穿刺[14]。存在问题：椎管内麻醉或者静脉全身麻醉可使患者更好地配合穿刺，但麻醉相关的风险会增加，且一般需要住院治疗。专业超声及探头，以及步进器、固定架等设备昂贵，基层医院很难开展[15]（图 8-4～图 8-7）。

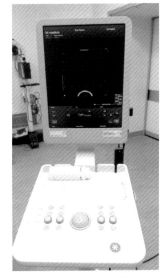

图 8-4　**BK 超声**（屏幕显示为模板对应图像）

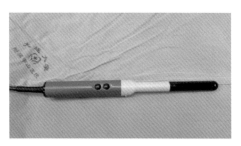

图 8-5 直肠双平面探头

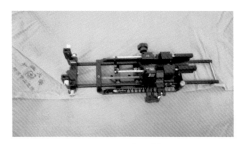

图 8-6 步进器

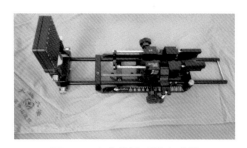

图 8-7 安装模板后的步进器

四、技术操作流程

1. 体位 患者取截石位，臀部略突出检查床 1～2cm，大腿尽量屈曲 90°，双腿对称分开，分开角度以能充分暴露会阴并减少耻骨对前列腺的遮挡为宜，腿架垫海绵垫以保护小腿血管神经（图 8-8～图 8-10）。

2. 消毒 常规消毒、铺巾。

3. 麻醉 局部麻醉，或行椎管内麻醉，或静脉全身麻醉。

4. 安装固定架 安装固定架及步进器，将探头固定于步进器上，调整固定架，使步进器与会阴皮肤相贴合，超声探头前端进入直肠。

5. 初步探查 调整步进器观察膀胱颈到前列腺，使图像清晰。测量前列腺各径线长度，测量前列腺体积，探查膀胱、前列腺、精囊关系。

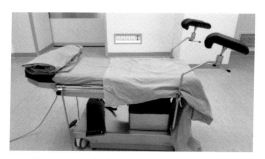

图 8-8　手术床及腿架位置（侧面观）

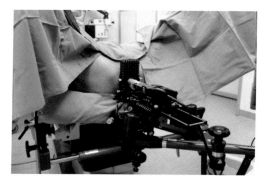

图 8-9　经会阴模板辅助前列腺穿刺体位

6. 穿刺　安装前列腺穿刺模板，向上牵拉阴囊暴露会阴部，确定肛门上方 1~2cm，中线至中线旁 1.5cm 处为穿刺区域。在直肠超声定位下通过穿刺模板进行前列腺穿刺，对前列腺左、右侧叶中央区前、后各穿 1 针，左、右侧叶外周带前、中、后各穿 1 针，左右侧尖部各穿 1 针，穿刺总针数为 12 针（图 8-10）。因为模板孔距间隔为 0.5cm，故对需要饱和穿刺的患者，可于原 12 针穿刺孔向上、下、左、右逐个穿刺孔穿刺，可通过上、下、左、右调整模板达到对所有区域穿刺[13]。每针穿刺完毕，对标本头端进行染色，以区分标本头端和尾端，然后将标本放入标本瓶中，4% 甲醛水溶液固定。穿刺完毕后消毒加压包扎会阴部。（图 8-11~图 8-21）

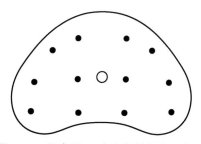

图 8-10　经会阴 12 点穿刺针位点示意图

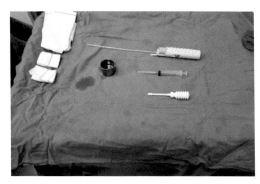

图 8-11 穿刺针、用于局部麻醉的注射器、用于直肠麻醉的奥布卡因胶浆

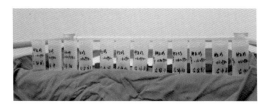

图 8-12 标本瓶

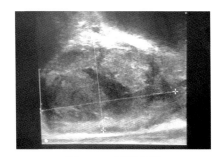

图 8-13 测量径线

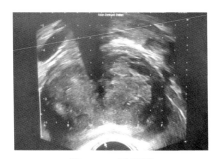

图 8-14 冠状面

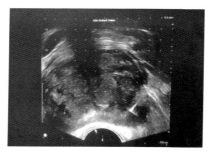

图 8-15　冠状面，左侧外周带白点为穿刺针尖

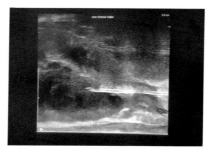

图 8-16　矢状面穿刺中央区，白色条带为穿刺针（击发前）

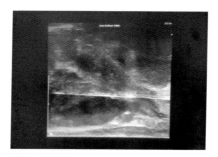

图 8-17　矢状面穿刺中央区，白色条带为穿刺针（击发后）

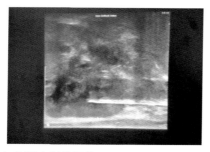

图 8-18　矢状面穿刺外周带，白色条带为穿刺针（击发前）

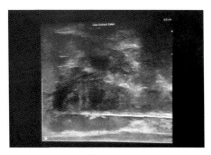

图 8-19　矢状面穿刺外周带，白色条带为穿刺针（击发后）

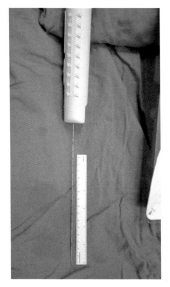

图 8-20　穿刺针长度

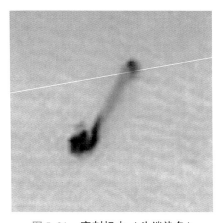

图 8-21　穿刺标本（头端染色）

直肠双平面超声引导经会阴模板辅助前列腺穿刺活检流程见图 8-22。

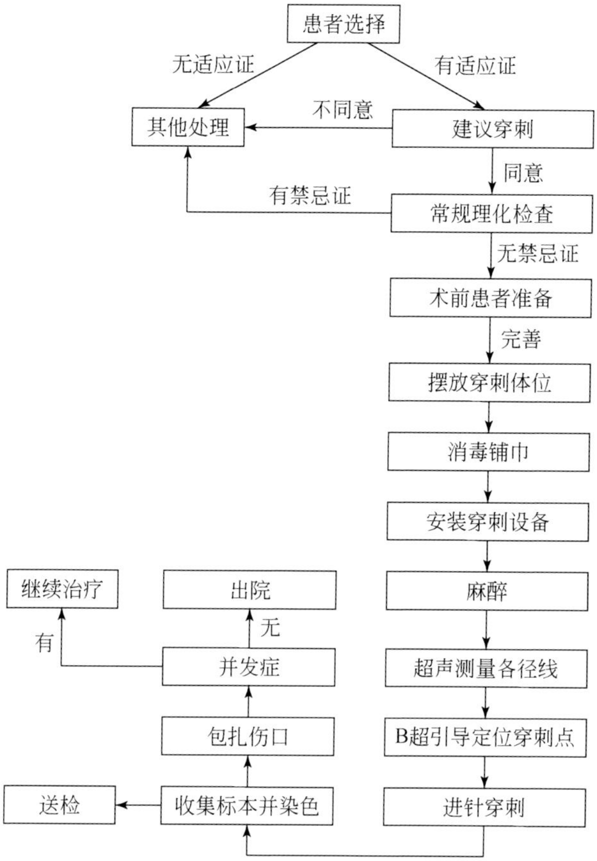

图 8-22　直肠双平面超声引导经会阴模板辅助前列腺穿刺活检简易流程图

五、并发症与处理原则

前列腺穿刺活检的主要并发症包括出血、感染、血精、血尿、血便、尿潴留、迷走神经反射、前列腺炎、附睾炎等。目前经会阴前列腺穿刺的相关并发症与过去相比已明显减少。

血尿是前列腺穿刺的常见并发症，主要是由于穿刺针刺破尿道或膀胱引起。穿刺术前停用抗凝血类药物，穿刺时避开尿道和膀胱以减少穿刺损伤，能够有效减少血尿的发生。严重血尿时可留置三腔导尿管牵引压迫止血。

血便常由于直肠探头扩张肛门或穿刺针损伤直肠黏膜引起，血便的发生率较低，常在穿刺术后很快消失。轻微出血可不必处理，出血量多时可经肛门放置聚维酮碘（碘伏）纱布止血，必要时使用止血药。

前列腺穿刺术后感染的发生率为 0.1% ~ 7.0%，严重感染可导致患者死亡[5-7]。如感染无法控制，应及时行细菌培养。经会阴穿刺感染率与以往相比已明显下降，但对糖尿病等高危人群仍需重视。

前列腺穿刺可因患者过度紧张，导致中度或严重血管迷走神经反射，主要表现为恶心呕吐、心动过缓和血压下降[14]。当出现血管迷走神经反射时，可将患者体位调整为头低脚高位，静脉补液，严密监测生命体征。

穿刺后会阴部加压包扎，防止出血，注意观察会阴部有无出血渗出，如渗出较多，需延长压迫时间并应用止血药物。

术后不常规留置导尿管，但术前有明显排尿困难及 IPSS 评分较高者易出血尿潴留，可以术后保留尿管 1 ~ 3 天。

血精一般由于穿刺引起，无须特殊处理，可自行缓解，严重者可用抗生素及止血药物。

六、注意事项

前列腺穿刺患者大多为老年男性，多合并高血压、糖尿病、冠心病等慢性疾病[15]。故需要注意以下事项：①完善术前评估，对存在的慢性疾病进行控制；②严格掌握手术适应证及禁忌证；③充分与患者及家属沟通，务必使其理解穿刺的意义、目的、风险及并发症；④做好术前准备，详细研究每一步骤，做好应急预案；⑤术后保持大便通畅，多饮水，勤排尿，忌烟酒及辛辣刺激食物；⑥适当口服抗生素、α-受体阻滞剂及 5α-还原酶抑制剂；⑦指导患者术后规律生活，适度活动，避免骑自行车等使会阴部受压的活动。

（王若雨　付启忠　王　喆　吕光耀）

参 考 文 献

[1] Siegel RL, Miller KD, Jemal A. Cancer statistics, 2016. CA Cancer J Clin, 2016, 66（1）：7-30.

[2] 韩苏军，张思维，陈万青，等. 中国前列腺癌死亡现状及流行趋势分析. 中华泌尿外科杂志，2012，33（11）：836-839.

[3] 张世革，吴烨，王久林，等. 5 种前列腺穿刺活检方式的对比研究. 中国肿瘤外科杂志，2014，6（3）：141-145.

[4] van Hove A, Savoie PH, Maurin C, et al. Comparison of image-guided targeted biopsies versus systematic randomized biopsies in the detection of prostate cancer：a systematic literature review of well-designed studies. World J Urol, 2014, 32（4）：847-858.

[5] Nam RK, Saskin R, Lee Y, et al. Increasing hospital admission rates for urological complications after transrectal ultrasound guided prostate biopsy. J Urol, 2013, 189（S1）：12-

17；discussion 7-8.

［6］Loeb S，Carter HB，Berndt SI，et al. Complications after prostate biopsy：data from SEER-Medicare. J Urol，2011，186（5）：1830-1834.

［7］Liss MA，Chang A，Santos R，et al. Prevalence and significance of fluoroquinolone resistant Escherichia coli in patients undergoing transrectal ultrasound guided prostate needle biopsy. J Urol，2011，185（4）：1283-1288.

［8］Giannarini G，Mogorovich A，Valent F，et al. Continuing or discontinuing low-dose aspirin before transrectal prostate biopsy：results of a prospective randomized trial. Urology，2007，70（3）：501-505.

［9］von Knobloch R，Weber J，Varga Z，et al. Bilateral fine-needle administered local anaesthetic nerve block for pain control during TRUS-guided multi-core prostate biopsy：a prospective randomised trial. Eur Urol，2002，41（5）：508-514；discussion 14.

［10］Irani J，Fournier F，Bon D，et al. Patient tolerance of transrectal ultrasound-guided biopsy of the prostate. Br J Urol，1997，79（4）：608-610.

［11］Adamakis I，Mitropoulos D，Haritopoulos K，et al. Pain during transrectal ultrasonography guided prostate biopsy：a randomized prospective trial comparing periprostatic infiltration with lidocaine with the intrarectal instillation of lidocaine-prilocain cream. World J Urol，2004，22（4）：281-284.

［12］中华医学会泌尿外科学分会前列腺癌联盟. 中国前列腺癌早期诊断专家共识. 中华泌尿外科杂志，2016，37（4）：241-244.

［13］中华医学会泌尿外科学分会前列腺癌联盟. 中国前列腺癌早期诊断专家共识. 中华泌尿外科杂志，2015，36（8）：561-564.

［14］Djavan B，Waldert M，Zlotta A，et al. Safety and morbidity of first and repeat transrectal ultrasound guided prostate needle biopsies：results of a prospective European prostate cancer detection study. J Urol，2001，166（3）：856-860.

［15］Heidenreich A，Pfister D. Prostate cancer：Estimated life expectancy：integration of age and co-morbidities. Nat Rev Urol，2016，13（11）：634-635.

第九章　3D 打印模板引导与盆腔精准穿刺技术

一、前言

盆腔占位性病变的来源包括结直肠、泌尿生殖系统、骨骼肌肉等软组织、淋巴系统等。而对于盆腔恶性肿瘤，除了来源于盆腔内原发组织，还可来源于其他部位病变的转移。组织学活检是对盆腔占位性病变进行确诊的重要方法，对于鉴别诊断、明确病情、制订治疗方案都具有重要的指导作用。

盆腔解剖结构复杂，包括直肠、乙状结肠、膀胱、输尿管、女性生殖结构（宫颈、子宫、输卵管、卵巢等）、男性泌尿生殖结构（前列腺、精囊等）。此外还包括髂动静脉、盆腔淋巴结、肌肉骨骼等盆壁结构。其中一些部位的占位性病变，可以采用内镜技术获得病理（如膀胱、直结肠、宫颈、宫腔等）。同时，CT引导下穿刺活检已在临床广泛应用，文献报道 CT 引导下腹盆腔穿刺正确率为 80%～90%[1-2]，对定性诊断有较大价值，并且具有简单、经济、安全等优点[3]。但不足之处在于盆腔危及器官较多（肠、膀胱、血管）且有骨骼阻挡，对穿刺技术要求较高，穿刺质量、安全性高度依赖个人经验，难以做到标准化，不利于普及推广。

近年来发展迅速的 3D 打印共面穿刺模板（3D-printing co-planar puncture template，3D-PCPT）导航技术，实现了对进针路径的准确控制，联合 CT 引导，进一步提高了穿刺的精准度、效率与安全性，为标准化穿刺操作提供了有效工具[4-5]。本文将对利用 3D 打印共面模板联合 CT 引导下的穿刺技术在盆腔占位中的应用加以阐述。

二、穿刺前患者准备

术前需有病情讨论，患者应满足穿刺的适应证，排除禁忌证。讨论穿刺所采取的体位，根据近期的影像学资料设计大致穿刺路径，对于需要特殊准备的患者，给予相应特殊准备。

（一）术前患者准备

1. 病史　详细了解发病经过。有无心脑血管疾病；有无糖尿病，是否服用

94

双胍类降糖药；有无肝炎、结核等传染疾病；药物过敏史；有无凝血异常类疾病，是否服用阿司匹林、氯吡格雷、华法林等抗凝药物。

2. 体格检查　拟穿刺部位皮肤是否合并感染，局部肿瘤是否累及皮肤。

3. 实验室检查　血常规、凝血功能、肝肾功能检查，乙型肝炎、丙型肝炎、梅毒、艾滋病等术前感染筛查。

4. 心电图检查。

5. 近期的盆腔影像学检查　如 CT、MRI 或 PET/CT 等。

（二）术前的医护准备

1. 交代病情，告知穿刺的目的及意义，签署知情同意书。

2. 特殊穿刺体位的训练，有利于术中配合。

3. 肠道准备　如果术前讨论发现，穿刺针有经过肠管可能，需行肠道准备，必要时提前 24h 口服抗生素。根据肠道显影的需要，口服造影剂。

4. 膀胱准备：如果占位邻近膀胱，根据术前讨论，采取排空膀胱/充盈/留置导尿等准备。

5. 术前禁食 6h，口服双胍类降糖药建议停药 24h 以上，口服抗凝药建议至少停药 5d，应用低分子肝素抗凝需停药 24h 以上。

6. 穿刺器材的准备：体位固定装置，如真空垫；选择合适规格的 3D-PCPT；导航架、模板固定装置；穿刺活检针、活检枪；心电血压监护仪、抢救车等物品。

三、适应证

1. 影像学检查发现盆腔新发占位性病变，需要穿刺活检以利诊断，无法应用内镜技术活检者。

2. 既往良恶性肿瘤术后和（或）放疗后，出现新发病灶，临床需要明确性质。术后放疗后可疑残存者。

3. 盆腔囊性病变需要穿刺引流者。

四、技术流程

（一）选择合适体位，体位固定

一般盆腔常选择仰卧或俯卧位，真空垫固定（图 9-1）。真空垫塑形前，根据近期影像学资料预留固定架位置和空间。

（二）CT 扫描

1. CT 扫描确定病变位置、大小，病变邻近大血管时需增强 CT 扫描。病变与

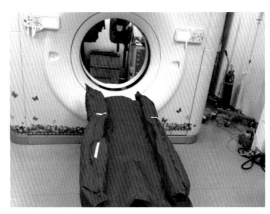

图 9-1　患者体位定位用真空垫

阴道或阴道残端界限欠清时需置入 OB 栓。病变与肠管粘连时，应提前口服造影剂。

2. 根据 CT 影像，在 CT 显示屏上选择合适的进针层面（图 9-2）。一般进针路径设计原则：①选择肿瘤最大层面作为穿刺活检部位，穿刺进针路径越短，损伤最小；②活检部位应避开液化、坏死组织；③如果穿刺路径上有血管、肠管、神经等重要的危及器官，应避开，宁可选择较远穿刺路径，安全为第一选择标准。

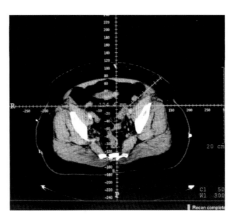

图 9-2　CT 扫描设计进针点和进针路径

3. 借助激光定位灯或体表标记栅栏（各单位根据具体情况选择），标记出体表穿刺点位置（图 9-3）。

4. 消毒、铺巾、局部麻醉。

5. 安装固定架、导航架和模板（图 9-4）。安装固定架、导航架。消毒后安装模板，利用激光定位系统坐标系与模板 X、Y 轴吻合，利用角度仪调整模板 Z 轴角度。

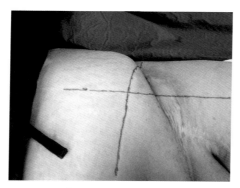

图 9-3　利用激光定位灯，标记体表穿插进针点

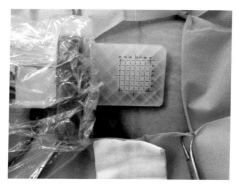

图 9-4　固定架、导航架和模板安装

6. 插植固定针（图 9-5）　将固定针放入固定针孔，或者直接插入人体 3 ~ 5cm（对相对游离性病变兼有固定作用）。

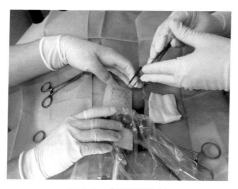

图 9-5　插植固定针

7. CT 扫描　通过观察固定针道伪影走行判断针道路径与病灶之间的位置、角度及距离（图 9-6），选择模板上合适穿刺孔插入活检针。根据测量深度和距离，直接使穿刺针到达肿瘤边缘。复扫 CT 确定针尖位置准确后（图 9-7），取材。根据需要取材 2 ~ 3 次。之后拔出活检针。

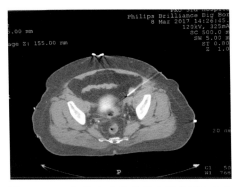

图 9-6　**CT 扫描确定参考固定针位置和方向**

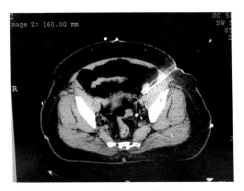

图 9-7　**穿刺活检针到位**

8. 取材（图 9-8，图 9-9）。

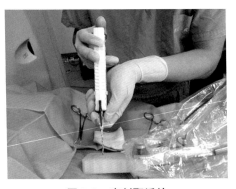

图 9-8　**穿刺取活检**

9. 复扫 CT　观察是否有出血或其他情况。

（三）**3D-PCPT 引导盆腔穿刺技术路线图**

3D-PCPT 引导盆腔穿刺技术路线推荐流程见图 9-10。

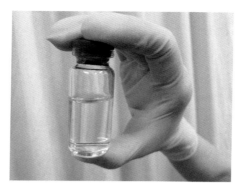

图 9-9　组织标本

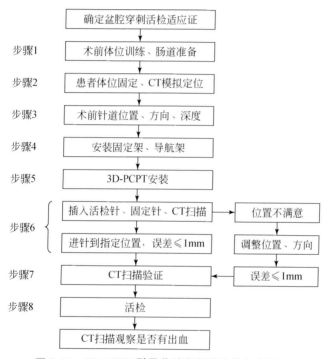

图 9-10　**3D-PCPT 引导盆腔穿刺活检技术路线图**

五、并发症及处理

（一）出血

普通出血短时压迫即可止血，无须特殊处理。穿刺误伤动静脉时，因受血管周围组织压迫，多可自行止血。对于缺少周围组织限制的动脉血管（如系膜血管等），动态观察血压、心率、血红蛋白变化，必要时联系介入血管外科给予栓塞治疗[6]。

（二）肠道损伤

一般穿刺时尽量避开肠管，如术前讨论无更优进针路径，可清洁洗肠。穿刺针孔径很小，肠管平滑肌多可自动封闭针孔，通常不致引起腹腔内感染。若穿刺针较多时，可酌情术后禁食并预防性应用抗生素[7]。

（三）神经损伤

坐骨神经经梨状肌下孔走行，故穿刺过程中有可能会触及坐骨神经。多数术后无症状，偶尔为挫伤，多数可自愈。可给予营养神经药物[8]。

（四）感染

操作时严格消毒，一般不会发生感染。术前及术后应预防性应用抗生素。

（五）针道种植转移

应用同轴套管穿刺针后，针道种植转移发生率较低，约为 2‰[9-11]。操作过程中，穿刺针进入瘤体后，尽量避开反复调针。

六、注意事项

1. 盆腔病变患者多数有手术和（或）放疗史，一定程度上引起下肢血液回流障碍。一些占位性病变本身对盆腔血管有压迫，所以出现下肢静脉血栓的概率较高。盆腔病变穿刺前，下肢血管超声应为常规检查，以了解有无血栓。对于有血栓且应用抗凝药物的患者应按规范停药或换药后实施。

2. 盆腔有结直肠、阴道、膀胱等器官。应用造影剂、OB 栓等除了可以准确判断肿瘤范围外，对显示正常组织结构也有帮助。所以，充分术前准备可以降低盆腔穿刺的难度，减少风险。建议常规口服造影剂，已婚女性应用 OB 栓。对于膀胱充盈度要求较高的，可以留置导尿管。

3. 对部分盆腔占位病例，因输尿管或膀胱三角受累而合并有肾盂积水，为保护肾功能，可术前行输尿管支架置入治疗。该治疗除解决肾后性梗阻外，还会降低穿刺过程中误伤输尿管的风险。

4. 盆腔手术或放疗后，会增加肠管粘连概率，肠管蠕动性与游离性下降。如术前近期影像学资料显示穿刺路径通过肠管或邻近肠管，出于安全考虑，建议行术前肠道准备。

5. 占位病变中心有低密度区，或呈囊性变时，建议结合增强 CT 或 PET/CT 针对强化或高代谢区域（通常为外周区域）行穿刺活检。以利于降低假阴性率。

（姜玉良　吉　喆　王俊杰）

参 考 文 献

［1］ Mueller PR，Wittenberg J，Ferrucci JT，et al. Fine needle aspiration biopsy of abdominal masses. Semin Roentgenol，1981，16（1）：52-61.

［2］ Guo，Z，Kurtycz DF，De Las Casas LE，et al. Radiologically guided percutaneous fine-needle aspiration biopsy of pelvic and retroperitoneal masses：a retrospective study of 68 cases. Diagn Cytopathol，2001，25（1）：43-49.

［3］ 张人姝，王连庆，刘连祥，等. CT 导引下经皮穿刺活检的意义及体会——附 124 例报告. 介入放射学杂志，1994（4）：204-206.

［4］ 姜玉良，王皓，吉喆，等. CT 引导辅助 3D 打印个体化非共面模板指导^{125}I 粒子治疗盆腔复发肿瘤剂量学研究. 中华放射肿瘤学杂志，2016，25（9）：959-964.

［5］ 吉喆，姜玉良，郭福新，等. 3D 打印个体化非共面模板辅助放射性粒子植入治疗恶性肿瘤的剂量学验证. 中华放射医学与防护杂志，2016，36（9）：662-666.

［6］ 王俊杰. 3D 打印技术与精准粒子植入治疗学. 北京：北京大学医学出版社，2016.

［7］ 陈孝平，汪建平. 外科学. 8 版. 北京：人民卫生出版社，2013.

［8］ 王新德. 实用临床神经病学. 北京：科学技术文献出版社，2007.

［9］ Juan Wang，Weihong Gong，Huige Fan，et al. Primary research on neoplasm needle track implantation metastasis after radioactive seeds implantation and preventive measures. 中德临床肿瘤学杂志，2007，6（4）：405-407.

［10］ Hiroshi I，Shuichi O，Takuji O，et al. Needle tract implantation of hepatocellular carcinoma after percutaneous ethanol injection. Cancer，1998. 82（9）：1638.

［11］ Nagasaka T，Nakashima N，Nunome H. Needle tract implantation of thymoma after transthoracic needle biopsy. Chatto & Windus，1993，46（3）：278-279.

第十章　穿刺并发症与处理原则

一、前言

鉴于目前临床诊断学发展的需求，尤其是肿瘤学诊断、分子病理学发展需求，影像引导经皮穿刺是临床不可或缺的诊断或治疗技术。伴随螺旋 CT 扫描技术进展，同时 CT 引导下穿刺活检和微创治疗已经得到飞速发展，射频、冷冻、粒子植入、微波等技术均需要在穿刺引导下进行。因此，如何科学合理地掌握穿刺技巧、规避并发症发生是临床十分关键的问题。穿刺相关并发症包括疼痛、出血、气胸、血胸、咯血、空气栓塞、心律失常、肠道穿孔、腹膜炎等[1-3]。穿刺部位不同，引起并发症也不一样。

二、肺部穿刺相关并发症

(一) 疼痛

肺及脏层胸膜无疼痛感觉神经，穿刺过程中疼痛通常为操作累及壁层胸膜和(或)胸壁。术中疼痛，一般为麻醉不满意所致。胸部穿刺一般采用局部浸润和神经阻滞麻醉。皮下浸润麻醉简单、易行。神经阻滞麻醉需要培训。

(二) 出血

出血是第二位常见并发症，包括：胸壁血肿、纵隔出血、咯血、肺实质出血、血胸等。文献报道发生率为 4%～30%[1,3]。穿刺中如发生出血，多数出血量不大且出血速度不快，一般不需特殊处理。当出血量在 500ml 以下时，患者一般状况稳定时，无须处理。出血量达 800ml 时，患者脉搏加快，血压稳定时，应加快输液速度。出血量达 1000ml 时，患者血压下降，可在快速输入晶体液的同时，增加胶体液，并适当加升压药，如多巴胺。如出血量超过 1000ml，且出血速度快，应在积极输血的同时，请外科和或介入科医生干预。

1. 肺实质出血　肺实质出血较为常见，发生率为 27%～30%[4-5]，通常为 CT 显示病变周围或穿刺路径上呈毛玻璃样改变。部分可同时表现为咯血。但约 86% 仅为小肺泡出血，无特殊危险[5]。

2. 咯血　发生率 3%～9%[5-6]。多数为肺内少量出血或动脉血管瘘，多为自限性，予支持治疗即可[3,5-6]。咯血 50 ~ 100ml 时，可暂停手术，将患者头偏向一侧，鼓励患者在两次咯血间隙用力、快速吸气，以确保有效的氧交换。开始咯血较频，慢慢间隔拉长，咯血量减少，直至停止。这种情况下，可不终止手术。如咯血不止，咯血量并不减少，则果断停止手术，拔出植入针，给予镇静、止血处理。

大咯血是一罕见致命并发症[7]。发病机制为上腔静脉栓塞，或纵隔淋巴结转移，或多程外放疗后导致上腔静脉狭窄、闭塞，上半身静脉回流受阻，静脉血经心包、膈肌、胸壁浅静脉与腹壁静脉、奇静脉、半奇静脉等与下腔静脉沟通，形成侧支循环。这些侧支血管压力高，穿刺时高压血管与低压甚至是负压气道贯通，血液会从血管中喷出，迅速灌满气道，造成窒息[8]。并发症常在瞬间发生，若抢救不及时，患者呼吸、心跳停止。预防方法：当血管强化 CT 显示胸壁、心包、皮下组织有多处、散在的点状血管强化影像时，应行血管三维重建，证实有广泛侧支循环形成时，放弃穿刺。

3. 血胸　血胸多为穿刺伤及胸廓内动脉或肋间动脉所致。非活动性血胸可予胸腔穿刺引流或胸腔闭式引流。活动性出血处理方法同前述大出血处理方法。

（三）心脏压塞

穿刺针误伤心脏，引起出血，导致心脏压塞[9]。出血量达 150ml 时即可造成急性心脏压塞。处理方法是 CT 引导下心包穿刺引流，同时做好开胸、心包切开引流准备[9]。

（四）气胸

是胸部穿刺最常见并发症，不同文献报道的发生率差异较大，为 4% ~ 30%[1,3,6]。其发生与肿瘤大小、深度、与胸膜关系、穿刺医生的经验、合并慢性阻塞性肺疾病等基础性疾病相关。少量气胸，肺压缩 10% 以下时，无须特殊处理。肺压缩 20% 以下时，用负压吸引装置连续抽气，肺可复张。肺压缩 30% 以上时，在快速抽气的同时，行胸腔闭式引流术。文献报道约 5.6% 的气胸病例需要穿刺或置管引流[6]。

（五）空气栓塞

空气栓塞是一种罕见但有致命风险的并发症，文献报道发生率约为 0.7%[6]。可发生于以下情况：①穿刺针直接穿过静脉造成支气管静脉瘘，或穿入含气的空腔病变。②肺内压力突然增高，如咳嗽、正压通气或凝血异常等。此外与病变的脆性、穿刺针的直径也有关系[6]。临床处理无理想办法，通常包括吸氧，特殊体位如头低臀高位或左侧位，高压氧疗法等但目前疗效尚无明确结论。怀疑有空气栓塞时应立刻行全肺 CT 扫描，发现心腔内有气液平面即可证实诊断[10]。

（六）心律失常

老年患者行粒子植入术时心律失常时有发生。常与基础疾病如冠心病有关，也可与精神紧张、麻醉不满意、疼痛有关。常见的心律失常是室上性心动过速，药物处理主要是利多卡因静脉滴注。出现心动过缓时可予阿托品静脉滴注。高血压给予硝酸甘油静脉滴注。

三、腹部穿刺相关并发症

（一）消化道穿孔

发生率低，粒子植入时消化道穿孔有食管、胃、肠道穿孔等[11-12]。

（二）胃瘘

多因穿刺到胃壁所致，一般保持腹腔引流畅通即可获愈。预防胃瘘发生应避免多次、多针穿刺过胃壁，术前空腹，充分准备。

（三）胰瘘

胰瘘是胰腺穿刺时比较严重的并发症，多为术中穿刺损伤胰管所致。避免措施包括：①利用超声协助，确保穿刺针尖不在胰管内；②进针后退出针芯，观察1～2分钟，看是否有胰液流出，若有，针后退2～3mm，继续观察，直到没有胰液流出为止。预防和治疗措施包括：①术前24小时、术后48小时应用奥曲肽等生长抑素类药物抑制胰腺外分泌；②积极行内科治疗，给予补液和抗感染治疗；③严重者需要腹腔引流。

（四）出血

肠间隙出血相对略多见，发生率为2.3%～6.2%[16-17]，腹膜后血肿少见。出血多因穿刺肿瘤后局部止血不充分所致。出血量较小时，局部压迫10～20分钟即可。术后给予抑制胃酸药物、止血、胃黏膜保护剂等，应用2～3天，可起到止血和预防大出血目的。注意观察患者生命体征。

（五）感染

多因穿刺胃壁所致，多为局限性腹膜炎，合并感染时膈下、肠间隙有脓肿形成。患者有长时间低热、腹疼等症状[13]。经抗感染和支持治疗多可治愈。弥漫性腹膜炎处理方法：CT或超声引导下穿刺引流、局部冲洗、导管引流，必要时手术治疗。预防方法：穿刺前肠道充分准备。术前CT扫描需要强化，如果仍不能辨别清楚肿瘤和血管、肠管的关系，建议联合超声引导，确保进针方向和位置准确，合理避开血管和肠管[14]。

（六）注意事项

术前充分准备，包括：①术前禁食 6 小时，术后禁食 24 小时；②为使解剖结构对比更清晰，可以在术前、术中口服造影剂；③局部压迫止血 10 ~ 20 分钟；④建议术中行心电血压监护和吸氧。

四、脊柱穿刺相关并发症

（一）神经损伤

肿瘤侵及椎体，进入椎管内时，穿刺活检应该慎重。术前完善各种影像学检查，最好先行 MRI 扫描，明确肿瘤大小、侵及范围。结合 CT 扫描，设计进针通道。一般不会引起严重的神经损伤。

（二）疼痛

椎体内转移时，进针困难，需要破骨针建立人工隧道。破骨时可引起严重疼痛，建议麻醉时麻醉到骨膜，一般患者均可以耐受。

五、种植转移

针道种植发生率很低，约为 2‰[15]。

（柴树德　王俊杰）

参 考 文 献

［1］Khankan A，Sirhan S，Aris F. Common complications of nonvascular percutaneous thoracic interventions：diagnosis and management. Semin Intervent Radiol，2015，32（2）：174-181.

［2］Tyng CJ，Almeida MFA，Barbosa PN，et al. Computed tomography- guided percutaneous core needle biopsy in pancreatic tumor diagnosis. World J Gastroenterol，2015，21（12）：3579-3586.

［3］Winokur RS，Pua BB，Sullivan BW，et al. Percutaneous lung biopsy：technique，efficacy，and complications. Semin Intervent Radiol，2013，30（2）：121-127.

［4］Khan MF，Straub R，Moghaddam SR，et al. Variables affecting the risk of pneumothorax and intrapulmonal hemorrhage in CT-guided transthoracic biopsy. Eur Radiol，2008，18（7）：1356-1363.

［5］Yeow KM，Su IH，Pan KT，et al. Risk factors of pneumothorax and bleeding：multivariate analysis of 660 CT-guided coaxial cutting needle lung biopsies. Chest, 2004, 126（3）: 748-754.

[6] Heerink WJ, de Bock GH, de Jonge GJ, et al. Complication rates of CT-guided transthoracic lung biopsy: meta-analysis. Eur Radiol, 2017, 27（1）: 138-148.

[7] 王斌, 伍安, 范晔, 等. CT 引导下经皮肺穿刺活检对肺部恶性肿瘤的诊断价值. 中华医学杂志, 2013, 93（38）: 3023-3026.

[8] 裴敏剑, 郑伟良, 胡红杰, 等. CT 引导下肺穿刺活检的安全性分析. 中华结核和呼吸杂志, 2002, 25（2）: 86-88.

[9] 刘维永, 易定华, 蔡振杰, 等. 52 例心脏大血管损伤救治. 中华创伤杂志, 1998, 14（37）: 190-191.

[10] 王恩真. 手术中空气栓塞的诊断、预防和处理. 中华麻醉学杂志, 1996, 16（10）: 513-515.

[11] 张福君, 焦德超, 李传行, 等. CT 导向下^{125}I 粒子植入治疗复发/转移性盆腔恶性肿瘤的近中期疗效评价. 中华医学杂志, 2008, 88（43）: 3063-3067.

[12] Leong N, Pai H, Morris WJ, et al. Rectal ulcers and recto-prostatic fistulas following I-125 low dose rate prostate brachytherapy. J Urol, 2016, 195（6）: 1811-1816.

[13] 杨文彬, 曹罡, 王永恒, 等. ^{125}I 放射性粒子植入治疗无法手术切除的胰腺癌疗效分析. 中华肿瘤防治杂志, 2007, 14（16）: 1244-1246.

[14] Jongen J, Braun PM, Jünemann KP. Recto-urethral Fistula following brachytherapy for localized prostate cancer. Colorectal Dis, 2007, 10（5）: 328-331.

[15] 王娟, 公维宏, 范会革, 等. 放射性粒子植入术针道医源性肿瘤种植转移的临床观察. 中华放射肿瘤学杂志, 2007, 16（4）: 253-254.

[16] 俞炎平, 江海涛, 姚征, 等. CT 引导下经皮胰腺穿刺活检和组织间植入治疗的径路及安全性. 中华肿瘤杂志, 2013, 35（8）: 608-612.

[17] Tyng CJ, Almeida MFA, Barbosa PN, et al. Computed tomography-guided percutaneous core needle biopsy in pancreatic tumor diagnosis. World J Gastroenterol, 2015, 21（12）: 3579-3586.

第十一章 3D打印与精准穿刺辅助设备

第一节 3D 打印模板

根据模板研发先后顺序，可将精准穿刺诊断专用模板划分为三个系列，以下分别介绍。

一、制式模板

制式模板根据其外形可分为三种型式：

1. 方形矩阵式[1] 此型为最早期穿刺活检模板，因为缺少定位支架固定，穿刺术中只能用大号外科手术贴膜将模板与胸部皮肤固定。它的缺点是定位不够精确，一经贴膜贴牢，便不能做任何移动（图11-1）。

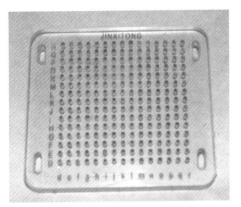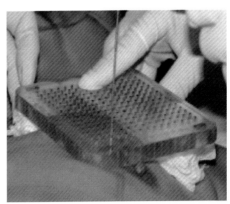

图 11-1　方形矩阵式模板

2. 矩形矩阵式[2] 此型是与定位导航支架一同发明设计的。其近端与导航支架模板夹连接固定，远端用来做穿刺活检（图11-2）。

3. 矩形矩阵内圆形可旋转式 此种设计是为了避开肋骨，圆形模板可做360°旋转，可选择任意无肋骨遮挡点做穿刺活检，方便灵活（图11-3）。

以上三型模板的优点是：①材质透明，容易看到皮肤上的穿刺标记点；②制作工艺简单；③可重复使用。缺点是：①每次操作完成后都要反复清洗模板；

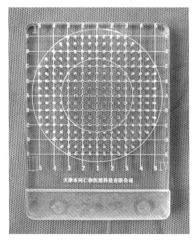

图 11-2　矩形矩阵式模板

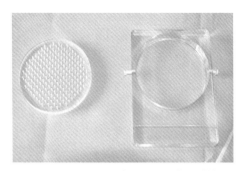

图 11-3　矩形矩阵内圆形可旋转式模板

②只能浸泡消毒而不能高温高压灭菌，严格意义上讲有交叉污染的可能；③长时间使用模板材质会变色，外观不良。

二、3D 打印共面模板

3D 打印共面模板可分为三种类型，以下分别介绍。

1. 3D 共面矩形模板　使用 3D 打印机打印成型，几何尺寸和机制矩形模板相同。在模板两边纵横坐标分别用英文字母和阿拉伯数字标注。适用于体部肿瘤穿刺。优点是一次性使用，价格低廉。缺点是材质不透明，与体表穿刺点吻合时稍感不便（图 11-4）。

2. 3D 打印共面数字化模板　使用 3D 打印机打印成型。外观和矩形矩阵内圆形模板相同。其坐标系由模板圆心起，划分为相互垂直的四个象限，并以数学数列（正、负数）标注（图 11-5）。

3. 3D 打印共面数字化金属标记模板　在象限坐标外圆形周边，以四个金属销标记（图 11-6）。

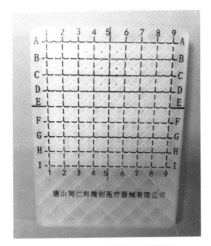

图 11-4　**3D 共面矩形模板**

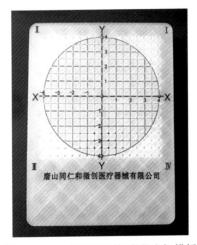

图 11-5　**3D 打印共面数字化坐标模板**

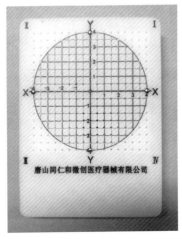

图 11-6　**3D 打印共面数字化金属标记模板**

三、3D 打印非共面模板

根据治疗目的不同，可将模板分为粒子植入模板、小微结节穿刺模板、消融模板（微波、射频、氩氦、超声等）（图 11-7）。

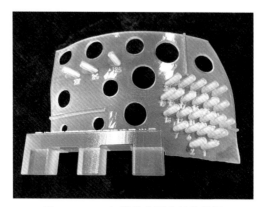

图 11-7　**3D 打印非共面个性化模板**

将患者进行术前模拟定位，扫描，勾画靶区，输入计划系统进行计划设计，输入 3D 打印机打印个性化模板[3-5]。该模板造价高，不适于穿刺活检。

第二节　固定与定位导航系统

一、体位固定装置

碳纤维平床板与 CT 机床等长、等宽，将弧形 CT 床改为平板床（图 11-8）。

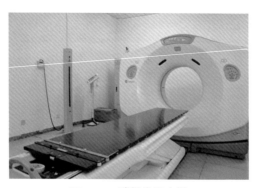

图 11-8　**碳纤维平床板**

二、真空成形袋

真空成形袋用于包被贴附患者，固定患者体位（图 11-9）。

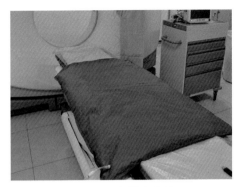

图 11-9　负压真空垫

三、真空负压泵

真空负压泵用于抽吸真空袋内气体，直至将患者固定于平床板上（图 11-10）。

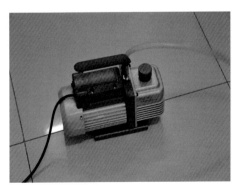

图 11-10　真空负压泵

四、穿刺定位导航系统

穿刺定位导航系统是引入三轴直角坐标系理念，设计连接平床板的定位底座，上有一可水平移动的直角插榫，插接由模板夹、升降组件、屈臂组件和转向组件组成的支撑架（图 11-11）。矩形模板固定在支撑架的模板夹上，模板夹上装有双轴倾角传感器，后面连接有 X 轴和 Y 轴的转向轴，使模板可以在 X

和 Y 轴上旋转。支撑架可以上下、左右、前后三维立体多自由度调整，满足支架在 X、Y、Z 轴上各种方向和角度的需要（图 11-12）。传感器由数据线连接到平面数字倾角显示屏上，术中调节模板倾角以满足术中精确穿刺定位的需求（图 11-13）。

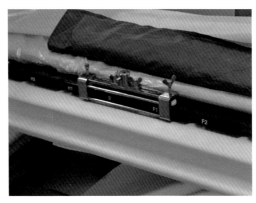

图 11-11　定位导航系统支撑架

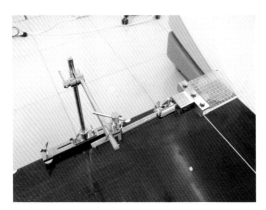

图 11-12　穿刺定位导航系统

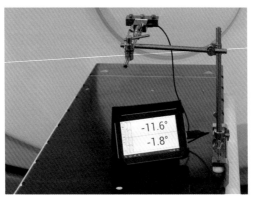

图 11-13　传感器

第三节　穿　刺　针

活检枪是一种组织取材活检装置，由手柄及活检针两部分组成。适用于肺、肝、肾、前列腺、淋巴结等组织的活检取材。

一、取材原理

活检枪依"切割、闭合"原理（图 11-14）和"双向切割"原理（图 11-15）进行组织取材。"切割、闭合"的优势在于取材成功率高，而"双向切割"在于取材量多、结构完整性好。取材模式如图 11-14、图 11-15 所示。

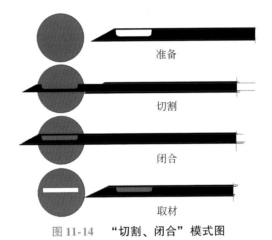

准备

切割

闭合

取材

图 11-14　"切割、闭合"模式图

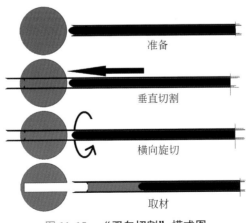

准备

垂直切割

横向旋切

取材

图 11-15　"双向切割"模式图

二、活检枪

1. 半自动活检枪[6]　即为"切割、闭合"式，其优势在于对目标组织远端危及器官的保护性好，但取材量少、组织完整性差。代表产品为八光普利塞系列，主要用于肾、胰腺活检（图 11-16）。

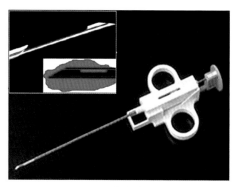

图 11-16　半自动活检枪

2. 全自动活检枪　其优势在于发射速度快、取材位置准确、组织完整性好，但可能损伤目标组织远端的危及器官[7]。全自动活检枪又可分为"切割、闭合"式（图 11-17）和"双向切割"式（图 11-18），前者代表产品为巴德 MC 系类，主要用于淋巴结、软组织等活检，后者代表产品为美创 BioPince 系列，主要用于肺组织活检。

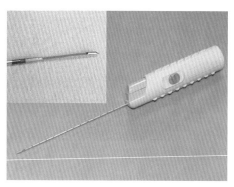

图 11-17　"切割、闭合"全自动活检枪

三、操作注意事项

1. "发射长度"小于"取材长度"，活检枪前端有取材盲区（图 11-19）。
2. "双向切割"式活检枪发射后切记横向旋切，以免造成取材失败。

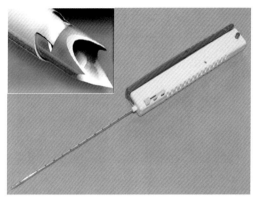

图 11-18　"双向切割"全自动活检枪

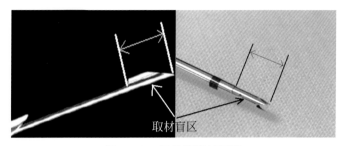

图 11-19　活检枪取材盲区

3. 建议穿刺活检时使用与活检枪匹配的同轴套管针（图 11-20）。

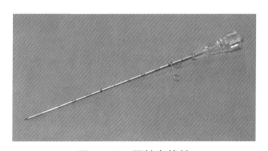

图 11-20　同轴套管针

第四节　手术钻孔骨钻

　　骨科手术骨钻分为手动和电动两种：①手动骨钻旋转速度慢，操作时间长，费时、费力[8]。②电动骨钻旋转速度快，操作时容易，省时、省力。操作时钻头尽量与肋骨垂直，若大于 30°时，钻头容易"打滑"，甚至钻入骨髓腔

(图 11-21)。

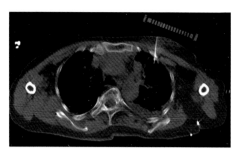

图 11-21　骨钻"打滑"

客观上讲，当以单一穿刺活检组织为目的时，并不需要用骨钻钻穿骨组织，除非小结节病变紧贴在肋骨之下。其缺点是在肋骨上钻孔后拔出钻头，更换活检针时，常因找不到原骨钻孔而无法继续插植。

（柴树德　郑广钧　霍　彬）

参 考 文 献

[1] 柴树德，郑广钧，毛玉权，等. CT引导下经皮穿刺种植放射性[125]I粒子治疗晚期肺癌. 中华放射肿瘤学杂志，2004，13（4）：291-293.

[2] 柴非，柴树德，张国强. 放射性粒子植入装置：CN201260837.［2009-06-24］. http://d. wanfangdata. cn/patent/CN 2008 201422960.

[3] 姜玉良，王皓，吉喆，等. CT引导辅助3D打印个体化非共面模板指导[125]I粒子治疗盆腔复发肿瘤剂量学研究. 中华放射肿瘤学杂志，2016，25（9）：959-964.

[4] 吉喆，姜玉良，郭福新，等. 3D打印个体化非共面模板辅助放射性粒子植入治疗恶性肿瘤的剂量学验证. 中华放射医学与防护杂志，2016，36（9）：662-666.

[5] 张颖，林琦，袁苑，等. 3D打印个体化模板联合CT引导[125]I粒子植入治疗恶性肿瘤质量评价. 山东大学学报：医学版，2016，54（11）：44-50.

[6] Agarwal SK, Sethi S, Dinda AK. Basics of kidney biopsy: a nephrologist's perspective. Indian J Nephrol, 2013, 23（4）：243-252.

[7] De Man RA, van Buuren HR, Hop WC. A randomised study on the efficacy and safety of an automated Tru-Cut needle for percutaneous liver biopsy. Neth J Med, 2004, 62（11）：441-445.

[8] Chen YC, Hsiao CK, Ciou JS, et al. Effects of implant drilling parameters for pilot and twist drills on temperature rise in bone analog and alveolar bones. Med Eng Phys, 2016, 38（11）：1314-1321.

第十二章 3D打印模板引导与精准金标植入

一、前言

射波刀（cyberknife）是立体定向放射外科（stereotactic body radiation therapy，SBRT）治疗的主要设备，它是通过高度数字化集成机器系统，计算机控制系统控制和影像监视系统组成，通过计算机控制指导机器臂旋转不同角度，对肿瘤进行精确打击[1]。由于肝、肺等运动部位脏器治疗时，呼吸运动导致这些部位肿瘤时刻处于运动状态，因此，如何实现跟踪打击是治疗成功的关键[2]。将金标植入肿瘤靶区内或附近，通过影像追踪系统对目标靶点进行识别、确认，之后适时跟踪，精确打击，大大提高了放射外科的精度[3]。金标植入质量的优劣将直接影响放射治疗效果。因此，掌握熟练CT引导下金标植入对立体定向放射外科治疗疗效、质量控制具有十分重要的临床意义。

基于CT引导下的各种穿刺诊断和微创穿刺治疗技术日趋成熟，穿刺早已经成为介入治疗专业、影像医学专业基本和常规的操作技术，但目前大多数放疗科医师并不了解CT引导下穿刺和治疗技术[4]。同时，CT引导技术具有一定操作难度，出血、气胸、感染等并发症也让放疗科医生望而却步[5]。随着3D打印技术的出现，结合穿刺引导技术需求，我们研发出系列可以满足各种穿刺需求的3D打印共面穿刺模板（3D-printing co-planar puncture template，3D-PCPT）。3D-PCPT具有定位精确、操作简单、易于掌握和微创等优势，临床一经应用，迅速得到医生广泛认可，普及和推广十分迅速[6]。目前，一般放疗中心均配备了CT模拟定位机，同时立体定向放射外科发展需要开展金标植入工作，因此，提供安全、简便的金标植入技术变得十分关键。北京大学第三医院放疗中心开展射波刀治疗工作以来，结合3D-PCPT引导技术进行金标植入尝试，结果证明经模板引导穿刺金标植入大大节省了手术时间，降低了操作难度，提高了金标植入精度和安全性[7-9]。

二、术前患者准备

（一）患者一般情况和病史采集

患者一般状况检查包括：心电图、血压、脉搏、呼吸等，以及患者KPS评分。对于合并疼痛患者，应提供疼痛评分。

病史采集：肺穿刺患者是否合并慢性支气管炎、哮喘、肺气肿等病史，有无长期吸烟史。肝穿刺患者，特别是原发肝癌患者是否合并肝炎，是否有肝硬化病史。是否有心脏病，高血压史。部分患者注意精神病史。

（二）术前影像学检查

术前完善的影像学检查包括：①肺穿刺时应行 CT 强化扫描，合并肺不张时建议行 PET-CT 检查；②肝穿刺时应强化 CT 扫描，进行腹部超声和 MRI 检查。

（三）术前生物化学检查

患者血液学检查包括：术前血常规、凝血因子检查、肿瘤标记物检查、生物化学检查等。肝穿刺患者应明确是否合并肝炎、肝硬化，凝血机制是否正常。

（四）术前穿刺路径设计与评估

结合影像学检查结果，根据 CT 影像初步设计进针路径，明确患者是否合并肺气肿、肺大泡、肺不张，病灶内是否有空洞、大血管，病灶中心是否合并坏死[10]。病灶周围组织是否有血管、气管、叶间裂，比邻危及器官是否有呼吸动度等[11-12]。术前做好应急预案，如出血、气胸等。

三、适应证

金标植入主要应用于随呼吸而产生运动的器官，主要包括肺与肝，适应证包括：①患者一般身体状况 KPS 评分 70 分以上，预计生存期大于 3 个月；②肺内原发或转移病灶；③非肝门区肝内病灶；④有穿刺路径，并可以耐受穿刺。其他肾上腺、肾、胰腺、腹膜后转移淋巴结、前列腺等无重要血管阻挡部位的肿瘤也可使用[13]。

四、技术操作流程

（一）3D-PCPT 引导金标植入术

1. 肺金标植入术具体流程

（1）物品准备：穿刺活检包，包括手套、聚维酮碘，5ml、10ml 和 20ml 注射器，金标、3D-PCPT、固定架、引导架、穿刺针、活检针、负压真空垫和真空泵。备好止血药、麻醉药等。

（2）体位固定：患者体位选择原则：①进针路径短；②避开穿刺路径上的危及器官；③如果进针路径短，但是针道上有大血管、气管或叶间裂时，建议选择路径较长的穿刺路径，安全为第一原则；④兼顾患者舒适性和医生操作的方便性。

患者体位包括：仰卧位、俯卧位和侧卧位。负压真空垫固定，减少穿刺过程中患者体位偏差，确保患者在穿刺过程中位置保持不变。（图 12-1）

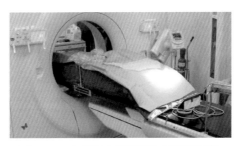

图 12-1　患者真空垫固定和固定架安装

（3）CT 扫描确定进针点：CT 强化扫描，利用 CT 扫描图像上的坐标系，标出穿刺点，之后垂直投射到皮肤表面，利用 CT 机上激光定位系统标出 X、Y 轴激光线。如果根据金标植入点进针需要一定角度时，将穿刺点拉一条直线到皮肤表面，之后根据皮肤投射点做一条 Y 轴平行线到 X 轴，两条直线相交形成的角度即是模板倾角（Z 轴）。（图 12-2）

（4）消毒、铺巾：常规消毒、铺巾。

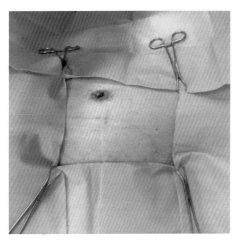

图 12-2　患者体位固定，CT 扫描选择进针点，利用激光线标记在皮肤上

（5）麻醉：大多采用局麻，或联合肋间神经阻滞麻醉。（图 12-3）

（6）安装固定架、导航架和 3D-PCPT：安装固定架、导航架和模板（图 12-4～图 12-6）。根据患者体表激光线标记线进行模板位置调试，利用角度仪调试模板倾角。进针点选点原则：①短路径进针最佳，创伤最小；②穿刺路径规避危险器

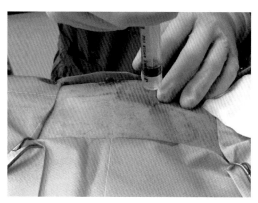

图 12-3 局麻联合和肋间神经阻滞

官；③如果穿刺路径虽然距离很短，但是针道上会遇到血管、神经、叶间裂、气管、胆管等，宁可选择长路径，以确保安全；④穿刺针尽量与心包、气管、肺叶间裂、血管平行走行，降低出血、气胸风险；⑤尽量不要同时穿越两个肺叶，两侧肺不要同时穿刺；⑥穿刺点前端有危险器官时，要测量好活检针尖到危险器官的安全距离，针尖伸出长度一般 2cm。

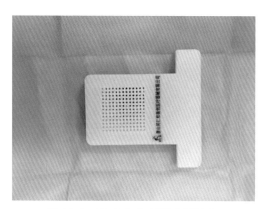

图 12-4 **3D-PCPT 辅助金标植入**

（7）插植固定穿刺针：利用固定针技术，根据术前设计针道进针 2 ~ 3cm，或用穿刺针插入模板的进针孔内，抵触到皮肤上（图 12-7）。CT 扫描，根据针道伪影延长线观察进针点与针道关系，同时观察针道路径上是否有血管、大气管、胆管等重要器官。如果位置准确，建议直接进针到指定位置，或者肿瘤边缘。根据术前设计的第二个针道，与第一根固定针距离 2 ~ 3cm 处选择第二个进针孔，一次进针到位。

（8）CT 扫描，确认针的位置（图 12-8）。

（9）活检针穿刺与金标植入顺序：如果需要同时活检取材，建议先植入金标，后取病理，原因：①基于对病理穿刺针结构的了解，可以先植入金标，不影

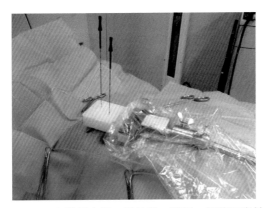

图 12-5　安装固定架、导航架、模板，插植固定针

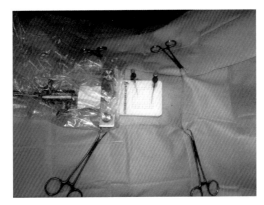

图 12-6　固定针间距 2 ~ 3cm

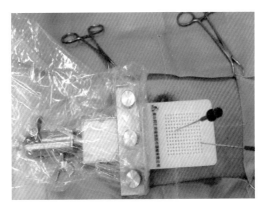

图 12-7　一根固定针在激光线中心点，对应体内肿瘤中心点或者选择的进针点

响后续病理取材，且金标不会因为后续病理穿刺针的穿刺而发生较大的位置移位；②如果先取病理，患者可能在取病理后到植入金标期间这一小段时间内发生气胸，此种情况不少见，取完病理后，肺组织已经从针尖处脱落，无法完成金标

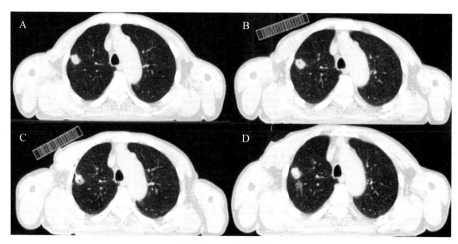

图 12-8　金标植入

A. CT 扫描，确定肿瘤位置；**B.** 设定模板位置和角度；
C. CT 扫描确定穿刺针位置和方向，进针；**D.** 注入金标

植入；③出血较多患者，病理活检后出血或者咯血，咳嗽，很难再配合金标植入。

金标位置选择：如果金标与瘤体距离较远，那么金标和肿瘤位置可能会有变动，这样就会影响金标植入精度。金标植入数量原则上 4 个为好。病灶较小时穿刺较困难，一般植入一个金标，最好植入肿瘤体内，而较大体积肿瘤可以植入 4 个金标，以保证治疗精度。

（10）拔针和伤口加压包扎（图 12-9）：拔针要慢，特别是有针道出血的患者，说明针尖处有血管，容易发生金标迁移。先提出针芯 2～3cm，提出针芯观察是否还有血液流出。如果没有，将针芯插入，之后将针全部拔出。需要特别注意的是，拔针后观察一下金标是否位于针道尾端空隙，建议针芯插好后一并拔出。伤口用多层纱布加压包扎，减少出血。

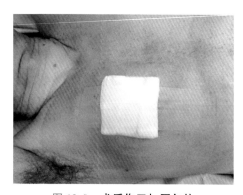

图 12-9　术后伤口加压包扎

（11）再次 CT 扫描：CT 扫描确认金标位置，是否出现出血、气胸等（图 12-10）。如果患者少量气胸或出血，可返回病房对症处理，行心电血压监护。如果出现大量气胸和血胸，需要利用一次性负压引流泵抽气和抽血处理，症状较重者请相关科室会诊（图 12-10）。

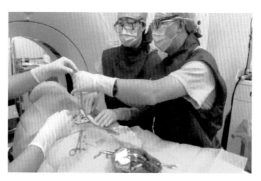

图 12-10　气胸后一次性负压引流泵抽气

（二）肝癌金标植入技术流程

1. 患者体位固定　患者一般采用仰卧体位，负压真空垫固定（图 12-11）。

2. CT 扫描确定进针点　CT 强化扫描，包括整个病灶及上下增加 3～5cm 扫描范围，层厚 3～5mm。设计进针路径，原则：①距离皮肤较近；②穿刺路径上没有大血管、肠管、肝内胆管等危及器官；③避开穿刺部位的比邻重要组织器官，特别是呼吸运动幅度较大的病变和邻近危及器官的部位。

利用 CT 扫描层面坐标系统标出肿瘤投射到皮肤表面的进针点，之后利用激光线在体表画出 X 轴、Y 轴坐标线，如果需要一定角度时，建立金标植入点与皮肤表面引导线，之后沿皮肤进针点做一条与 Y 轴垂直的直线，直到 X 轴，两条线的夹角即是模板倾角（Z 轴）。CT 扫描同时明确胸壁厚度，便于麻醉时确定麻醉深度。（图 12-12～图 12-14）

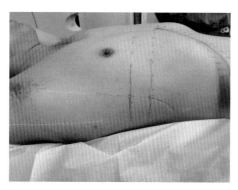

图 12-11　负压真空垫固定体位，激光灯定位标记皮肤穿刺进针点

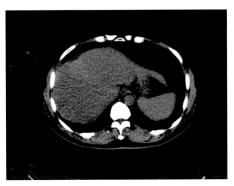

图 12-12　CT 扫描设计进针路径和确定皮肤进针点

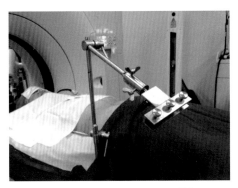

图 12-13　安装固定架和导航架

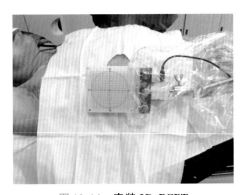

图 12-14　安装 3D-PCPT

　　3. 插植固定针　插入固定针，或抵触到皮肤表面。再次 CT 扫描，确定针道是否与术前设计一致。(图 12-15)

　　4. CT 扫描确定穿刺针位置和方向　如果针道位置、方向与术前设计一致，继续进针到指定深度，CT 扫描再次确认针尖的位置，如果到达预期位置，穿入第二根穿刺针，到达计划设计位置。

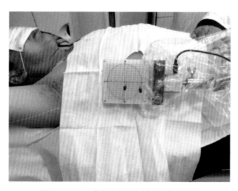

图 12-15　插植固定针和穿刺针

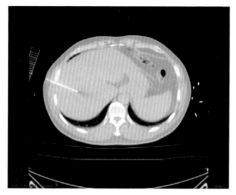

图 12-16　CT 扫描观察针尖位置

5. 金标植入　CT 扫描两根针位置均到位后，利用植入器后退式植入金标，间隔 2~3cm，拔针到皮下（图 12-17）。

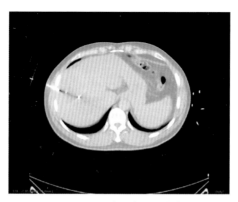

图 12-17　后退式植入金标

6. CT 扫描　金标植入后再次 CT 扫描确认金标位置，观察金标是否移位，位置准确后，将针全部拔出（图 12-18）。

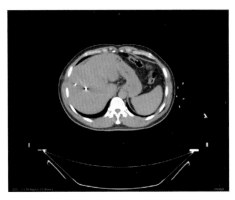

图 12-18 CT 扫描显示金标在肝内的位置

(三) 3D-PCPT 金标植入技术流程

3D-PCPT 模板引导金标植入技术流程推荐如图 12-19 所示。

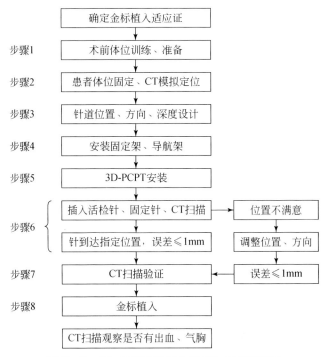

图 12-19 3D-PCPT 引导金标植入技术流程图

五、并发症与处理原则

1. 气胸和出血：处理原则见本书第四章。

2. 肝出血：处理原则见本书第五章。

3. 穿及膈肌：穿及膈肌后略加休息后即可，如果同时伴随针道出血，要注意穿刺膈肌在哪一侧，如果在右侧，多数是因为穿及肝，略加休息即可。如果出血量多，可以应用止血药。如果在左肺下叶，一定要高度警惕，注意是否穿及脾。膈肌血管特别是动脉也有被穿及出血的风险，多数患者出血量不多，如果发生大出血，需要外科手术开胸止血。

4. 脾损伤　穿刺过脾时引起出血较难控制，所以，病灶位于左肺下叶外侧时，属于高难度穿刺区。此时穿刺一定要注意脾。如果患者同时伴有脾大，呼吸幅度较大，谨慎穿刺。一旦发生脾出血，可以考虑射频治疗，或介入栓塞止血。脾包膜下出血也要高度警惕。

5. 胃损伤　对于胃附近的病灶穿刺，患者一定要空腹。如果穿刺针过胃，禁食、禁水、口服奥美拉唑抑酸，静脉给予营养支持药[13]。

6. 肾损伤　很少发生，如果术中出血，建议术后给予止血药，密切观察，如果出血不止，请介入科会诊[14]。

7. 神经损伤　对于肺穿刺后路进针，肾上腺和腹膜后淋巴结穿刺，要注意可能损伤脊神经。脊神经穿刺时患者会感觉到疼痛，并向前腹壁或胸壁放射，也有患者穿刺时出现下肢抽动，建议改变针尖深度，直到患者没有疼痛。肋间神经损伤也可能引起剧烈疼痛，注意告知患者风险[15]。

8. 前列腺癌植入金标时可能发生尿道损伤。关键在于术前应用导尿管，加入造影剂，增加尿道与前列腺组织的对比度，可以大大降低穿刺进入尿道的风险。

9. 直肠损伤　很少见。前列腺癌经会阴植入金标时一般可以很好地避开直肠。经直肠植入时应进行充分的肠道准备，一般不会损伤直肠。

六、注意事项

1. 考虑到患者软组织穿刺时按压后位置发生变化，一定要通过 CT 测量进针深度和实际需要进针深度，尤其是肥胖患者、女性乳腺较大患者，尤其是针道深部有危险器官的患者。通过模板引导和分次进针是解决此问题的最佳方法。但是对于发生肺损伤或者肝出血的患者，延长时间会增加气胸和出血的风险。在肺部病变穿刺时，注意病变上下层面血管走行和气管、支气管走行、心包跳动边界。在左肺下叶，要注意胃和脾边界移动范围。肺部病变穿刺时要观察肺窗及相邻气管、血管走行，纵隔窗观察肋间针道入路。

2. 肺穿刺时，在测量胸壁厚度的基础上，如果穿刺邻近肺时，应嘱患者小口喘气或者憋住气，快速进针，减轻肺损伤。

3. 穿刺后最好看准针尖位置后再行金标植入。

4. 如果患者病灶较大，肺穿刺尽量沿肋间隙下缘进行，以免损伤肋间神经和血管，造成患者不必要的疼痛和出血。

5. 穿刺取病理或植入金标的间隙要用对侧拇指堵住针孔，此时对侧拇指最好先按一下聚维酮碘棉球，以便保证堵住针孔时的密封性，减少气胸可能[8]。

6. 植入金标个数：射波刀治疗最好植入 3 ~ 4 个金标，建立完整的金标追踪模型，但考虑到徒手穿刺临床植入金标的难度，多数中心仅植入 1 个金标，并配合合适的肿瘤靶区外放疗来保证疗效。模板引导下植入金标，可以保证植入金标数量足够，保证治疗质量。

7. 植入金标位置：考虑射波刀曝光装置和影像采集板的位置，多个金标在曝光路径上可能发生重叠，进而难以识别，造成植入金标无法应用的尴尬局面。因此，在植入金标时要尽量相隔一定距离，一般间隔 2cm 以上，同时要避开曝光路径[16]。

8. 金标迁移：植入体内的金标在个别患者体内会发生位置移动，对于发生移位的患者，要及时补种。

（庄洪卿　徐　飞　王俊杰）

参 考 文 献

[1] Kocher M, Semrau R, Temming S, et al. Stereotactic radiotherapy with the cyberknife. Dtsch Med Wochenschr, 2014, 139 (20): 1059-1063.

[2] Nuyttens JJ, van de Pol M. The CyberKnife radiosurgery system for lung cancer. Expert Rev Med Devices, 2012, 9 (5): 465-475.

[3] Dieterich S, Gibbs IC. The CyberKnife in clinical use: current roles, future expectations. Front Radiat Ther Oncol, 2011, 43: 181-194.

[4] Galluzzo A, Genova C, Dioguardi S, et al. Current role of computed tomography- guided transthoracic needle biopsy of metastatic lung lesions. Future Oncol, 2015, 11: 43-46.

[5] Heerink WJ, de Bock GH, de Jonge GJ, et al. Complication rates of CT- guided transthoracic lung biopsy: meta-analysis. Eur Radiol, 2017, 27 (1): 138-148.

[6] Charbe N, McCarron PA, Tambuwala MM. Three-dimensional bio-printing: A new frontier in oncology research. World J Clin Oncol, 2017, 8 (1): 21-36.

[7] Swangsilpa T, Yongvithisatid P, Pairat K, et al. Preliminary experience of CyberKnife treatment of primary non-small cell lung cancer. J Med Assoc Thai, 2012, 95 (10): 1335-1343.

[8] Nuyttens JJ, van de Pol M. The CyberKnife radiosurgery system for lung cancer. Expert Rev Med Devices, 2012, 9 (5): 465-475.

[9] Pepin EW, Wu H, Zhang Y, et al. Correlation and prediction uncertainties in the cyberknife synchrony respiratory tracking system. Med Phys, 2011, 38 (7): 4036-4044.

[10] 石木兰. 肿瘤影像学. 北京：科学出版社, 2003：356-378.

[11] 刘树伟. 人体断层解剖学. 北京：高等教育出版社, 2006：126-254.

［12］ Malinowski K，McAvoy TJ，George R，et al. Online monitoring and error detection of real-time tumor displacement prediction accuracy using control limits on respiratory surrogate statistics. Med Phys，2012，39（4）：2042-2048.

［13］ 王俊杰．放射性粒子组织间近距离治疗肿瘤．2 版．北京：北京大学医学出版社，2004：12-36

［14］ 吴渭贤，邱菊生，朱希松．选择性肾动脉插管介入治疗肾出血 16 例．中国中西医结合外科杂志，2004，15：620- 623.

［15］ 王俊杰．3D 打印技术与精准粒子植入治疗学．北京大学医学出版社，2016：2-9.

［16］ Bibault JE，Prevost B，Dansin E，et al. Image- guided robotic stereotactic radiation therapy with fiducial-free tumor tracking for lung cancer. Radiat Oncol，2012，7：102.